Friedrich P. Graf

Homöopathie
für Hebammen und Geburtshelfer

4. Teil
Das Neugeborene

8. unveränderte Auflage 2001

ELWIN STAUDE VERLAG HANNOVER

Druck: B & W Druckservice, Groß Düngen
ISBN 3-87777-079-7

Inhaltsverzeichnis

Vorwort
4. Teil

Hahnemanns Konsequenz und Beharrlichkeit in der Weiterentwicklung der Homöopathie war genial und Ausdruck seiner festen Überzeugung. Die akuten Krankheiten homöopathisch zu lösen, beeindruckt sehr und macht Mut, weiter fortzufahren, selbst konsequent zu sein und trotz Versagen mancher Arzneigaben zu hinterfragen, warum manche Behandlungen so unbefriedigend verlaufen. Hahnemann hatte darüber (11 Jahre) nachgedacht und wurde noch gründlicher bei seinen Fallaufnahmen, bis daß er die Hintergründe für chronische Krankheiten entdeckte und uns sogar Arzneien zur Verfügung stellte, die den Menschen an seiner tiefen Wurzel erreichen können. Weil bei diesen Betrachtungen das familiäre Erbe ein Rolle spielt, macht es Sinn, diesen IV. Teil dem Neugeborenen zu widmen. Das kleine Kind liefert uns Informationen und Symptome nur aus der Herkunft, dem Aussehen und Verhalten, und darauf begründet sich im Behandlungsfalle unsere Arzneiwahl. Das Neugeborene kann durch konsequente Beachtung der Grundideen Hahnemanns – und wie sie von Ortega weiterentwickelt wurden – optimal auf das Leben vorbereitet werden: weil wir ein Verständnis dafür bekommen, warum dieses Kind nur auf diese Weise reagieren kann! Von klein auf an können wir das Kind vor Maßnahmen schützen, die der Anfang von chronischem Kranksein bedeuten kann, und bereits im Lebensbeginn können wir dafür sorgen, daß krankhafte Störungen zur Auflösung kommen und eine regelrechte Entwicklung möglich wird. Da helfen uns wesentlich die Arzneimittel, die im Folgenden vorgestellt werden.

August 1990 F. P. Graf

I. Die Nosoden

Durch den von Hahnemann entwickelten Arzneipotenzierungsvorgang eröffneten sich vielfältigste Möglichkeiten, alle Arten von Naturstoffen in der Arzneiprüfung auf ihre medizinische Verwertbarkeit zu prüfen. Entsprechend dem Grundsatz: „eine Arznei kann nur das heilen, was sie selbst auszulösen imstande ist" konzentrierte sich Hahnemann zunächst auf die Drogen seiner Zeit, experimentierte dann aber (er war auch Chemiker) erfolgreich mit Stoffen wie Hepar sulfuris, Causticum oder Aurum und anderen. Hahnemann selbst gab den Anstoß durch seine Arbeit über die chronischen Krankheiten, entsprechend dem Vorbildcharakter der Krätzekrankheit für das Prinzip der „Psora", den Krankheitsstoff, den Erreger oder das Krankheitsprodukt selbst herzunehmen, zu potenzieren und zu prüfen. So geschah es zuerst durch Constantin Hering (1800 – 1880) im Jahr 1831, das Geburtsjahr der 1. Nosode *Psorinum* in Philadelphia (Nordamerika). Hering nahm den gesamten Inhalt des Krätzebläschens, dem typischen Produkt der Krankheit. Dieser „Stoff" enthält auch die Krätzmilbe, die erst 1834 entdeckt wurde, aber deren Existenz von Hahnemann schon zuvor vermutet wurde. Hering ging diesen Weg konsequenterweise, nachdem er bereits 1828 den Speichel der Lachesis (muta) trigonocephalus in Surinam potenziert und geprüft hatte, eine Arznei von unschätzbarem Wert. Hahnemann war die Entwicklung der Nosodentherapie zunächst suspekt, ging sie doch zeitgleich mit der Geschichte der Impfungen, der Autovaccine (Kuhpockenimpfung von Jenner 1798, Milzbrand- und Rinderpest-Behandlung mit vorbeugender Verabreichung des verdünnten „Aequale", dem infizierten Nasenschleim kranker Tiere an gesunde Tiere, durch Wilhelm Lux 1833 u. a.) einher.
Hier wurde Hahnemann aktiv und verurteilte diesen Versuch der Entwicklung einer „3. Kurart, der *Isopathie",* wo man „gleiches mit gleichem" zu behandeln versuchte, ohne nach der Simile-Regel zu verfahren.
Die ausgiebigen Arzneiprüfungen der Nosoden (zusammengestellt von H.C. Allen) ermöglichen jedoch, Hahnemanns Grundforderung zu erfüllen, und die Nosoden unabhängig vom Krankheitsnamen nach der *Ähnlichkeit* (homöopathisch) zu verabreichen. Der so gewachsene Arzneischatz erweiterte und vertiefte die Möglichkeiten, alte chronische Leiden anzugehen und zu heilen. 5 Nosoden (Psorinum, Medorrhinum, Syphilinum, Tuberkulinum, Carcinosinum) werden hier vorgestellt. Im II. Teil war bereits Pyrogenium behandelt, alles Arzneien, die durch ihre Charakteristika zu großer Bedeutung gelangt sind.
Die Isopathie hielt nicht, was man sich von ihr zunächst versprach. Die Ergebnisse sind eher enttäuschend im Vergleich mit der Homöopathie („Ähnliches durch Ähnliches" zu behandeln). Genausowenig läßt sich

eine Krätzekrankheit durch Psorinum (erfahrungsgemäß eher durch Sulfur), eine Gonorrhoe durch Medorrhinum (erfahrungsgemäß eher Thuja) eine Syphilis durch Syphylinum (erfahrungsgemäß eher Mercur) behandeln. Ist der Mensch in seiner Biographie jedoch einmal durch solch eine tiefgreifende Krankheit durchgegangen, dann kann in der Folge die dazugehörige Nosode die Reaktivität verbessern und die Heilung insgesamt im Rahmen einer homöopathischen Mittelfolge voranbringen. Homöopathen haben gelernt, die *Causa* (= die auslösende Ursache einer Krankheit) hoch zu bewerten. Sie werden diese im Rahmen einer Kur nie aus den Augen verlieren. So wird zu geeigneter Zeit die Krankheits-Nosode verabreicht und löst – häufig so beobachtet – tiefgreifende, zuvor „blokkierte“ Reaktionen aus, die in zeitlichem Zusammenhang mit der Erkrankung ihre „Symptomfixierung“ erfahren hatten.

Ein Beispiel aus der Praxis: Wir beschäftigen uns mit dem Problem des habituellen Abortes, das Symptomenbild führt uns u.a. zu der Causa „Folge von Unterdrückung eines Sekretflusses“ mit Antibiotika. Wir geben Sulfur, die Sekrete setzen wieder ein. Die weitere Erkältungsanfälligkeit wird mit Calcium carbonicum erfolgreich behandelt, dennoch kommt es wieder zum Abort. Jetzt erst verstehen wir aus der Vorgeschichte, daß die Schwächung dieser Frau *vor* der Antibiotikagabe durch eine schwere Grippe ausgelöst war, von der sie sich nie vollständig erholt hatte (Immundefekt?!). Es wurde Influenzinum D 200 verabreicht, woraufhin sich wieder ein deutliches Calcium carb.-Bild entwickelte, das erneut mit potenziertem Calc. erfolgreich und abschließend behandelt wurde: die 4. Schwangerschaft wurde ausgetragen!

Die Nosode „bereinigt“ das chronische Symptomenfeld, indem sie tiefgreifend die Reaktivität verbessert und evtl. – wie in dem geschilderten Fall – zum wiederholten erfolgreichen Einsatz des zuvor unbefriedigend wirkenden Simile führt. Selbstverständlich kann die Nosode das Simillimum (das Ähnlichste! Das einzige, alleinige Mittel) sein und allein die Heilung bewirken.

Daß Isopathie dennoch einen praktischen (wenn auch einen geringen) Wert hat, demonstriert unsere heutige Medizin: die Verabreichung der reinen Verdünnung des krankmachenden Stoffes nützt die Desensibilisierungsbehandlung von Allergien (Immunglobulin – Stimulierung durch Allergene) aus. Wir übernehmen den therapeutischen Nutzen dieses Vorgehens in abgewandelter Form in der *Eigenblutbehandlung* (Autosonode: Blut):

Im Augenblick der Krise nehmen wir dem Neugeborenen/Kind/Erwachsenen einen Tropfen Blut (kapillar aus der Fingerbeere oder Ferse) ab und potenzieren uns selber eine C6, C8, C10, C12, C15 Potenz ansteigend (mit 30%igem Weingeist/Äthylalkohol [ad usus internus!]. Im Notfall kann auch Wasser genommen werden.)

Die erste Potenz C6 geben wir tropfenweise (1–3mal/Tag) je nach Krisendynamik, lassen die anderen folgen und beobachten, daß eine Abmilderung erreichbar ist. Es ist häufig die entscheidende Krisenzuspitzung, die derartig gebrochen wird (sofern wir nicht das Simillimum parat haben!). Von daher setzen wir die Autonosode ein,

- wenn wir sonst im Krisenzustand erfolglos sind (!) oder das Simile und nicht das Simillimum gegeben wurde (= unbefriedigendes Ergebnis)
- Linderung bei Unheilbarkeit notwendig ist
- chronische Vergiftung/Drogenabhängigkeit/entscheidene Therapiehindernisse vorliegen
- Erfahrungen liegen vor für: allergische Krankheiten und schwere akute und rezidivierende chronische Krankheiten.

Neben Eigenblut sind der Phantasie der Nosodenwahl keine Grenzen gesetzt: der Speichel, der eigene Urin, das chronische eitrige Sekret, Canthāridenblasenlymphe, zerquetschte Schädlinge im Gemüsegarten, Vitamin D bei schweren Nebenwirkungen, Valium bei Abhängigkeit und, und, und!
Der „gute" Homöopath, der die klassische Einzelmittelwahl anstrebt, benötigt mit zunehmender Erfahrung nicht diese Polypragmasie („Viel hilft nicht mehr"!). Er verwendet die Nosoden überwiegend nach der Simile-Regel!
Wir klassifizieren die Nosoden in

a.) Erbnosoden, in Anlehnung an die Erbkrankheiten
b.) Infektnosoden (Influenzium, Morbillinum, Scarlatinum, Pertussinum u. a. siehe bei Allen)
c.) Autonosoden (Blut, Urin, Stuhl u. a.)
d.) Sekretnosoden (Tierspeichel, Katzen-, Hundemilch u. a.)
e.) Pharmanosoden
f.) verschiedene Nosoden

Zum Abschluß möchte ich kurz auf ein „heißes" Thema eingehen, was bisweilen als „homöopathische Impfung" angeboten wird: Hahnemann, seine Nachfolger und auch wir beobachten die eindeutig schädlichen Effekte der schulmedizinischen Impfungen (siehe Teil V) auf die Menschheit, auf das chronische Kranksein! Auf diese Impfungen zu verzichten bedeutet heute, ein extrem gutes Selbstbewußtsein und scheinbar einen ebensolchen Gesundheitszustand besitzen zu müssen. 200 Jahre Homöopathie beweisen, daß bei „guter homöopathischer Behandlung" von (Schwangerschaft-) Klein-auf-an Impfungen entbehrlich sind. (Hier sehe ich auch die Bedeutung unseres Arbeitsfeldes!). Aber der vollständige Verzicht fällt schwer, die Mediengewalt ist groß, die Unsicherheit und Angst in unserer Zeit ebenso und werden sorgfältig geschürt! An dieser

Stelle werden Nosoden gutgläubigen Anhängern der Homöopathie als „homöopathische Impfung" angeboten. Aber dies ist im Sinne Hahnemanns gesprochen verwerflich, da wir keine Ähnlichkeitsbeziehung herstellen als die einzige nur zum Krankheitsbegriff. Das muß schiefgehen und belastet die Homöopathie insgesamt negativ.

Unter Vermeidung des Begriffs „Impfung" ist die einzig zweckmäßige Antwort auf die Herausforderung durch die Seuchen, den folgenden Abschnitt, die chronischen Krankheiten Hahnemanns therapeutisch zu berücksichtigen.

Verwirrung schaffen hier Empfehlungen von Hahnemann (z. B. Belladonna bei Scharlach) oder allgemeines Erfahrungsgut von Homöopathen (z. B. Pertussinum bei Keuchhusten), wo *prophylaktische* Gaben von Homöopathika in der Tat den Krankheitsverlauf für den Patienten günstig zu beeinflussen vermögen. Eine Verallgemeinerung ist aber gefährlich, jeder möge hier seine eigenen Erfahrungen mit Umsicht und Verantwortung machen. Belladonna ist keine Nosode, ähnelt dem Scharlachbild so herausragend, daß, in der *Inkubationszeit* gegeben, Effekte mit Abschwächung des Verlaufes überzeugend sind und den prophylaktischen Einsatz rechtfertigen. Mit einer Nosode kann die dazugehörige Krankheit niemals verhindert werden, aber ihr Verlauf wird milder.

Nosoden werden als Einzelgaben in hohen Potenzen (ab C200 aufwärts) eingesetzt und wirken lange!

Ist es bereits zum Ausbruch von Sypmtomen (z. B. Tuberkulose) gekommen, dann darf in keinem Fall die dazugehörige Nosode (z. B. Tuberkulinum), in welcher Potenz auch immer, verabreicht werden. Es würde sonst zu einer erheblichen Verschlimmerung der Abwehrlage des Erkrankten kommen! Nur das ähnlichste Mittel vermag hier der „Lebenskraft" zur Überwindung der Störung verhelfen. Das „gleiche" Mittel trifft auf die gleiche Stelle im Organismus wie der krankmachende Reiz! Diese Beobachtung machte schon Robert Koch mit fatalen Verläufen von Tuberkulose, als er in seiner Anfangszeit nach Entdeckung des Tuberkelbazillus, Erkrankten Tuberkulin-Verdünnungen verabreichte.

Zusammenfassend verwenden wir Nosoden, wenn

- die Ähnlichkeit diese Arznei indiziert
- die chronische Behandlung diese Nosode entsprechend der Vorgeschichte erfordert
- gut gewählte Arzneien nicht helfen, die Reaktivität seit dieser Erkrankung geschwächt ist
- prophylaktisch (je nach Erfahrung) bei Kontakt/Inkubation mit dieser Krankheit vor Auftreten typischer Symptome!

„Eugenische Kur"

Dieser Begriff wurde geprägt von französischen Homöopathen in der Vorstellung, durch zeitige Verabreichung von Erbnosoden in der Früh-

schwangerschaft die Erbbelastung des sich entwickelnden Kindes zu beeinflussen.
In relativ schematischer Empfehlung sollen z.B. Psor C200, Medorrh. C200 und Luesinum C200 in Vier-Wochenabständen gegeben werden. Nach den oben erwähnten Hinweisen zum Thema Impfung wird klar, daß dieses Vorgehen unhomöopathisch ist, da ins Blinde hinein verordnet wird. Zudem kann in Einzelfällen mit heftigen Reaktionen gerechnet werden, die auf höhere Potenzen Gefahren auslösen können. Die Idee klingt verlockend aber in der Praxis halten wir uns erstens an die Therapienotwendigkeit (Indikation) und dann zweitens an die Ähnlichkeitsregel: das Simillimum ist dann das unter den gegebenen Möglichkeiten optimale Arzneimittel. Im übrigen gilt der Grundsatz, daß eine unauffällige und normale Schwangerschaft nicht durch Arzneimittel gestört werden soll.

II. Die chronischen Krankheiten

(Organon §§ 72–104, 149, § 194–209, 282, „chronische Krankheiten“, theoretischer Teil, S. Hahnemann)

Nach Entdeckung, Prüfung und Bewährung der Ähnlichkeitsregel erschien 1810 die 1. Auflage des „Organon der Heilkunst“ von Hahnemann, das „Gesetzeswerk“ zur Ausübung der Homöopathie. In dieser Zeit etwa machte er die leidliche Erfahrung, die jeder Homöopath in seiner „Behandlungskarriere“ irgendwann einmal nachvollzieht, daß die Anfangsbehandlung und besonders die Therapie der akuten Krankheiten mit ihrer deutlichen Akutsymptomatik erfolgreich sind, die Lebenskraft des Patienten sich bessert und dennoch Rezidive auftreten. Oder es erscheinen Störungen mit einem anderen Symptomenbild. Auch hier wird wieder vorzüglich verordnet! Dennoch erlebt man allmählich, wie wenn man einzelne Teile einer vielköpfigen Hydra abschlägt, es entwikkeln sich beständig neue Teile (Störungen) nach. Es mag sich dennoch die Gesundheitslage in diesem Verlaufe bessern. In den meisten Fällen reift dann doch die Erkenntnis, daß man wesentliche Grundstörungen („Urübel“) des Patienten bis hierhin überhaupt nicht hat bewegen bzw. in Reaktion bringen können. Was ist / sind diese(s) Urübel, so fragte sich auch Hahnemann und brauchte elf Jahre (1816–1827) intensivsten Nachdenkens und Nachprüfens „bei Tag und bei Nacht“, bis er sich gewiß war, daß er das Geheimnis hat lüften können: Von 1828–1830 veröffentlichte er in 4 Bänden erstmals „Die chronischen Krankheiten“:
In Verfeinerung und Ausdehnung der Anamnese erkannte er (Zitat aus „Die chronischen Krankheiten“, Band I): „Der Arzt habe es bei der Behandlung immer nur mit einem abgesonderten Teil eines tieferliegenden Urübels zu tun, dessen großer Umfang sich von Zeit zu Zeit durch immer neue Erscheinungen andeutet, das heißt, Krankheitserscheinungen stehen nie geschlossen für sich, sondern sind Teil eines großen Urübels und die Behandlung damit unvollständig. So muß er *alle* die Teile zusammenfügen und das Mittel homöopathisch suchen, das der tiefen *Gesamtheit* entspricht.“
Auf der Suche nach der Wurzel der Störungen beobachtete er, daß der Anfang des Krankseins häufig zunächst in der Behandlung eines Lokalübels lag: zu seiner Zeit gab es sehr viel Krätze. Die quälend juckenden Hautstörungen behandelte man energisch lokal (z. B. mit Schwefelblüte), was wir als *Unterdrückung* verstehen und zur Folge hatte, daß sich die Gesamtverfassung (~ Immunlage) der Patienten dergestalt verschlechterte, daß sich Folgeerkrankungen mit verändertem Erscheinungsbild

einstellten. Solange diese anfänglichen Hautstörungen nicht (durch den Patienten selbst, wie z. B. mit geeigneten innerlich verabreichten Homöopathika) zum Wiederauftreten und zur Ausheilung gekommen waren, konnte das chronische Kranksein dieser Patienten nicht geheilt werden. Folglich benötigte Hahnemann Arzneien, die zunächst die Krankheitsentwicklungen zur Umkehr bis zum Wiederauflodern der Anfangsstörungen verhelfen konnten (siehe Hering Regel [III. Teil]). Seine wesentliche und erste Arznei hierzu war *Sulfur* potenziert, und in Anlehnung an diese typische und weit verbreitete Krätzestörung nannte er die Grundursache dieses chronischen Krankseins die *Psora* und Sulfur eine *antipsorische Arznei*. Mit *Psora* umschrieb er dieses Prinzip, wie er es im Rahmen der Folgeerscheinungen nach Unterdrückung eines (lokalen) Hautübels im Gesamtzusammenhang erkannte. Hahnemann erweiterte aber seinen „Psora-Begriff“ um den ererbten Teil, die *Disposition* (= die [immunologische] Ausrüstung und Ausstattung des Menschen gemäß der Menschheits- und insbesondere der Familiengeschichte, für Krankheiten empfänglich zu werden und nach unterdrückender Lokalbehandlung derartige Folgestörungen zu entwickeln).
Hier erwähnt Hahnemann den Begriff des *Miasmas* oder der *miasmatischen Belastung*. Dieser Begriff kommt aus dem Griechischen, wurde von Hippokrates verwendet und beschreibt „die Verunreinigung/Besudelung durch bösartige, giftige Ausdünstungen der Erde, von Stoffen oder aus kranken Körpern“. „Miasma“ nach Hahnemann beschreibt die Prägung der Menschen durch seine Ahnen *und* Umwelt (Mensch *und* Erde), die Belastung durch Vererbung *und* Ansteckung. Um beim Beispiel der Krätze zu bleiben: seit Menschengedenken ist diese Krankheit bekannt, und unsere Vorfahren haben sich ihr stellen müssen, sind durch Krätze geschwächt worden, haben die Prägung durch diese Krankheit weitervererbt, so daß eine Art Empfindlichkeit und Empfänglichkeit für diese oder eine ähnliche Störung im voraus angelegt ist. Der Schlüssel zum Verständnis dieses Prinzips Psora liegt in der Vorstellung, daß jeder neugeborene Mensch durch *Nachahmung* lernt: So wie es ihm vorgemacht (wurde und) wird, so ahmt er es nach. Er kann es aber nur insoweit, wie es seinen *inneren* Möglichkeiten (seiner Anlage) entspricht. Und so wird er auch nur empfänglich, wofür er einen Sinn, eine Sensibilität, eine Ansteckungsbereitschaft hat. Gemeinsam mit der Reifung und der Auseinandersetzung mit den direkten äußeren Bedingungen (Ernährung, Hygiene, Wohnort, Lebenswandel etc.) kommt es zur vollkommenen Ausbildung der einzigartigen Individualität. Die Empfänglichkeiten können sich verändern, was wiederum in der Erbfolge weitergegeben wird. So gesehen wird der Mensch chronisch krank, wie es seine Prädisposition *und* seine Lebensbedingungen zulassen (was gern als *Konstitution* definiert wird).

Das miasmatische chronische Kranksein kann *latent (latentes Miasma) vorliegen ohne Ausdruck sichtbarer Erkrankung: es sind der Geist, das Gemüt, der Charakter, das Verhalten, die Befindlichkeiten, die Gelüste, die Abneigungen, die Unverträglichkeiten etc., die zu erkennen geben, wofür dieser Mensch Sinn, Empfänglichkeit* und Ansteckungs-(Nachahmungs-)bereitschaft hat. Dieser „Hintergrund", den wir in der vollständigen Anamnese (s. dort) nach Hahnemann erfassen sollen, gibt uns die Idee für die Wurzel der chronischen Krankheit und des erforderlichen ähnlichsten Heilmittels.
Hier dann von einem „Konstitutionsmittel" für den Patienten zu sprechen, halte ich heute für verwirrend und nicht der Wirklichkeit entsprechend: Konstitution ist vererbt und erworben zugleich und kaum austauschbar. Zu Hahnemanns Zeit war die allgemeine Mobilität sehr reduziert, das heißt, über Generationen lebte der „Mensch" am gleichen Ort wie seine Vorfahren. Die „Ausdünstungen der Erde" (Miasma) waren als Lebensbedingungen relativ konstant, und es war keine Seltenheit, daß einem Kranken nur ein *einziges* Arzneimittel in Ähnlichkeit zu seiner „Konstitution" bei den unterschiedlichsten Erkrankungen grundlegend und lange helfen und heilen konnte. In der Zeit nach Hahnemann, Anfang des 19. Jahrhunderts, wurden Verkehrsmittel entwickelt, die große räumliche Beweglichkeit bewirkten (interessanterweise geht der Höhepunkt der Tuberkuloseausbreitung neben der Industriealisierung mit dieser Erweiterung der Reisemöglichkeiten einher! [siehe dort]).
Hierdurch kommt es zu Übertragungs- und Ausbreitungsmöglichkeiten bisher fremder Einflüsse auf den Menschen mit der nachfolgenden Anpassungsstörung (bei kräftemäßiger Überforderung als Erkrankung sichtbar werdend). Die „Konstitution" verändert sich dann, und zur Behandlung werden andere Arzneien notwendig!
Die Psora ist nach Hahnemanns Ansicht *das* Urübel der Menscheit, das älteste miasmatische, chronische Krankheitsprinzip, das ⅞ allen chronischen Siechtums (zu Hahnemanns Lebzeiten) ausmachen würde. Aus dieser Psora hervorgehend unterschied er in Würdigung der grundverschiedenen Erscheinungsformen die *Sykosis* und die *Syphilinie*. Wiederum prägte er Begriffe, die sich an die klinisch bekannten Erkrankungsbilder der Feigwarzenkrankheit, der Gonorrhoe sowie der Syphilis, dem harten Schanker, der Lueslustseuche anlehnten. Beide Krankheiten waren zu Hahnemanns Zeiten sehr verbreitet, werden ausschließlich durch Sexualverkehr übertragen, beiden gehen typische Primärerscheinungen nach Ansteckung voraus. Lokalmaßnahmen drastischer Art waren üblich und nachfolgend chronische, in Stadien verlaufende, generalisierte Erscheinungen und Siechtum. Die grundlegenden Unterschiede sind bereits im charakteristischen Anfangsbild zu erkennen: die Gonorrhoe (oder der Tripper) fängt an mit einer intensiven, eitrigen, fischig-übelriechenden

Hypersekretion im Genitalbereich mit nachfolgender Feigenwarzenentwicklung (spitze Condylome). Die Syphilis beginnt mit dem Ulcus durum, ein schmerzloses Geschwür mit hartem, derben Randwall sowie begleitender harter Lymphknotenschwellung im Genitalbereich.

Bezogen auf die Anfänge des Krankwerdens entwickelt sich die Psora *im* Hautniveau (Ekzem, Rötung, Reizung und ähnliches), die Sykosis *über* Hautniveau (Feigwarzen, Polypen, Fibrome und ähnliches) die Syphilinie *unter* Hautniveau (das Geschwür, die tiefen Risse / Rhagaden und ähnliches).
Es war bekannt, daß nach Verschwinden der Anfangserscheinungen
a) Ausheilung möglich war (selten!)
b) symptomlose Ausbreitung stattfand
c) nach Latenzzeiten generalisierte Zweiterkrankungen einsetzten
d) individuelle Lebensbedingungen den weiteren Verlauf bestimmten
e) weitere Ansteckung der Umgebung möglich war
f) unterschiedliche Homöopathische Heilmittel erforderlich waren
Das wichtigste Mittel für die Sykosis war für Hahnemann Thuja occidentalis (siehe Teil V), für die Syphilinie Mercuris solubilis (siehe Teil II). Die drei Miasmen Hahnemanns repräsentieren die drei Prinzipien möglicher zellulärer Reaktion. (In unserer Zeit hat P. S. Ortega [ein mexikanischer Arzt] Hahnemanns Miasmen konsequent durchdacht, auf unsere Zeitbedingungen übertragen und der Therapie zugängig gemacht):
Eine Unterdrückung durch Externbehandlung kann von daher krankhafte Auswirkungen haben wie:

– die Schwäche
  die Hypofunktion
  der Mangel
  } und heißt dann: (≙ Psora)

– die Überaktivität
  die Hyperfunktion
  der Exzess
  } (≙ Sykosis)

– die Fehlsteuerung
  die Dysfunktion / Destruktion
  die Zerstörung
  } (≙ die Syphilinie)

Ortega und seine homöopathische Schule in Mexiko-City haben die vorhandenen Arzneiprüfungsprotokolle, die Symptomenlisten klassifiziert in die drei Miasmen (siehe, wie angedeutet, in der Übersichtstabelle ① einige Beispiele). Jede Arznei zeichnet sich durch 3-miasmatische Anteile aus. Nur wenige wie Sulfur, Lycopodium u. a. sind ausgewogen in allen drei Bereichen. Meistens liegt der Schwerpunkt einer Arznei in einem Miasma. Die Bedeutung dieser miasmatischen Schwerpunkterfassung einer Arznei liegt in der Gegenüberstellung der Symptomenreihen gegen die des Patienten: die Anamnese ergab zum Beispiel eindeutig und schwerpunktmäßig im Vordergrund stehende psorische Symptome, so werden diese allein und hierarchisch abgestuft herausgehoben und mit der ähnlichsten überwiegend psorischen Arznei verglichen. Diese sollte bei Bestätigung der Ähnlichkeit die geeignete erste Verordnung im Rahmen der Behandlung der chronischen Krankheit sein.

Der Vorteil dieser Vorgehensweise ist unbestreitbar der bessere Überblick. Die Miasmen erlauben uns, die Zeichen und Symptome zu ordnen. Wir verstehen die Arzneien wie auch den Patienten besser. Die Biographie wird klarer, Prognosen (aus Erfahrung) werden möglich, wir erkennen unsere Grenzen der Beeinflussungsmöglichkeit und durch die miasmatische Diagnose unserer Patienten vermeiden wir leichter falsche Verordnungen (Ähnlichkeit auf tieferer Ebene!).
Der Erfahrene und Kenner dieser Therapie steht kritisch jeder „Vereinfachung" gegenüber: das „Leben" ist geradezu die vitale Durchmischung aller drei Miasmen, und er verläßt sich nur auf das *Sichere*, die Ähnlichkeitsregel und die Suche nach dem Simillimum. So wird auch ein Widerspruch zum oben Gesagten hingenommen, wenn der *ganze* Fall eindeutig nur dem einen ähnlichsten Mittel entspricht.
Unter den klassischen Homöopathen gibt es heftige Kontroversen über die therapeutische Bedeutung der Miasmen. Viele lehnen dieses „Schubladen"-Denken ab. Ortega hilft uns dennoch, philosophische Dimensionen unseres Tuns nachzuvollziehen.

Um die Miasmen Hahnemanns (im Sinne der Behinderung des Menschen, sich frei zu entfalten) gut zu verstehen, ist es sinnvoll, eine Annäherung von folgenden vier Seiten zu suchen:
a) die Grundidee des Krankheitsmodells (Krätze/ Tripper/ Schanker) zu verstehen
b) die Arzneibilder der (Erb-)Nosoden (Psorinum/ Medorrhinum/ Syphilinum) zu betrachten – hier im Folgenden!
c) die wichtigsten *Antipsorika* (Sulf, auch Calcium Carb.)/ *Antisykotika* (Thuja, Na. sulf., Acid. nitr., Caust.) und *Antisyphilitika* (Mercuris solubilis, Aurum metallicum) Hahnemanns genauer zu prüfen

d) die miasmatische Klassifikation der Biographie, der Ahnenreihe, der Krankheiten, der Körperzeichen und -symptome unseres Patienten fest ins Auge zu fassen.

(Vergleiche beispielhaft hierzu Übersichts-Tabelle ②)

Die Einteilung in drei Miasmen in Anlehnung an die Zellularpathologie erlaubt keine Erweiterung. Es gibt dennoch Meinungen, daß „Miasma“ allgemein die ererbte und erworbene Prädisposition für *etwas* bedeutet: sei es für Tuberkulose, für Karzinom, für Homöopathie, für Kapitalismus, für die „Grünen Parteien“, für Astrologie oder für sonst eine, die Existenz/ die Lebensbedingungen eines Menschen diktierende Angelegenheit.
Ortega läßt nur die drei Miasmen gelten und beschreibt erklärend Mischformen. Tuberkulinie z. B. sei die Kombination von Psora (die Schwäche) und Syphilinie (die Destruktion z. B. in Form der Kaverne und Einschmelzung). Verwirrend definieren andere Autoren andere Mischformen. So zeigt sich, wie vorsichtig und relativierend wir mit jeder Klassifizierung umzugehen haben: beweisend kann nur die definitive Bestätigung der Arzneiprüfsymptome in der erfolgreichen Anwendung sein, und bestätigt wird dann in erster Linie die Ähnlichkeitsregel. Der Inhalt der vier Bände von Hahnemanns chronischen Krankheiten besteht daher zu ⅘ aus Arzneiprüfungsprotokollen, Arzneien, die bei einer chronischen Kur häufig notwendig werden. Die homöopathische Therapie ist wertfrei und beruft sich auf das Naturgesetz der Ähnlichkeitsregel. Die Miasmen helfen uns, die Komplexität der Lebensvorgänge, die Unzulänglichkeit des menschlichen Seins und die natürlichen und unnatürlichen Reaktionen / Korrekturmechanismen eines Menschen besser zu verstehen.
Ein einfaches Bild Ortegas verdeutlicht uns die Lebensvorgänge: Geben wir Psora die Farbe blau, Sykosis sei gelb und Syphilinie rot. Nun wickeln wir den „Lebensfaden“ von Beginn zum Knäuel: in der Regel wickeln wir zunächst viel von dem blauen Faden auf. Wenn dann Gelb zur Überlagerung kommt, nehmen wir Mischfarben wahr, und zusammen mit Rot können wir das ganze Farbspektrum erhalten, da es sich um die drei Grundfarben handelt. Wenn wir nun therapieren, erhalten wir das aktuelle Mischfarbbild aus der Anamnese und beginnen gezielt, das *letzte* Fadenende abzurollen (durch die aktuell passendste Arznei). Unser Bestreben im Verlaufe einer chronischen homöopathischen Kur geht in Richtung des Zurückspulens des überlagerten Fadens bis zu der Stelle, wo sich der entscheidende Fehler (Urübel) eingeschlichen hat. Dabei sollen uns die Miasmen Hahnemanns helfen, die richtige Abfolge an notwendigen Arzneien zu finden.

Tabelle 1
Kennzeichen der Miasmen

	psorisch	sykotisch	syphilitisch
Prinzip:	zu wenig Mangel Defekt Hypotonie Hypofunktion *Hypotrophie*	zu viel Exzess Überschuß Hypertonie Hyperfunktion *Hypertrophie*	zu ungeordnet Perversion Destruktion Dystonie Dysfunktion *Dystrophie*
Aussehen:	blaß, kalt, grau	teigig, gelblich, gedunsen, großporige Haut	zu alt, schwärzlich, ausgemergelt
Augen:	Lider entzündet, feine lange Haare	spärliche Wimpern, Augenbrauen seitlich ausgefallen	Brauen und Wimpern unregelmäßig
Sekrete:	dünn, wäßrig	dicklich	extrem scharf und wundmachend
Geruch:	*sauer*	*fischig*	*faulig*
Schmerz:	dumpf, diffus, drückend	wandernd, wechselnd, unerträglich	krampfartig, konstant, bohrend, reißend
Kleidung:	unauffällig ordentlich angepaßt	übertrieben grell auffallend	unordentlich verlottert provozierend
Psyche:	bescheiden schüchtern ängstlich furchtsam kleinlich peinlich gehemmt mitteilsam Minderwertig- keitskomplexe	übertrieben egoistisch anspruchsvoll selbstüber- schätzend unstet geschäftig launisch euphorisch Einbildungen, Halluzinationen	aggressiv ziellos zerstörend suicidal diktatorisch apathisch Schuldkomplex
Angst	wenn allein, traut sich nicht	phantasievolle Angst vor Eingebildetem	panische Angst, Abneigung Gesellschaft

	psorisch	sykotisch	syphilitisch
Verhalten:	bleibt in seinen Grenzen	überschwenglich, lustbetont	leidenschaftlich, opfernd
	langsam bedächtig	eilig (oder planlos) lebhaft	unberechenbar impulsiv
Sexualität	Impotenz	Hypersexualität	Perversion
Modalitäten:	< morgens < Kälte	< tagsüber < Feuchte Wetterwechsel Temperaturwechsel	< nachts < Temperatur- extreme < Hitze
	> Wärme	> Trockenheit	> Kalte Anwendungen
	> Ruhe	> Bewegung	> In der Bewegung (nur kurz)
	> Liegen > physiologische Ausscheidung	> am Meer > pathologischer Wundfluß	> in der Höhe > Aufbrechen von alten Geschwüren

(Weiteres siehe Köhler I Seite 199–214

Tabelle 2
Biographische Hinweise zu den Miasmen

	psorisch	sykotisch	syphilitisch
Familie: Ahnenreihe	Ekzeme Hautkrankheiten Schwäche Allergie	früher Herztod Frühgeburten Gicht, Steine Rheuma, Diabetes Fettstoffwechsel- störung	Degenerative Krankheiten, Sucht Psychose Suizide,
	Stoffwechsel- defekte	Gonorrhoe	Deformierung
	Infektanfällig- keit Rachitis funktionelle Erkrankungen	chronische Unter- leibserkrankungen Myome, Kropf tumorale (gutartige) Erkrankungen	Geschwüre Malignome AIDS Röntgen-/Nuklear- bestrahlung
Typische Berufe:	Beamte Angestellte Handwerker	Vertreter Schauspieler Manager	Künstler Dichter Revolutionär
Schwanger- schaft	Übertragung Wehen- schwäche	Frühgeburt vorzeitige Wehen	Spätabort (nach 14. Wo.)

	psorisch	sykotisch	syphilitisch
Säugling:	pastös rachitisch hypoton	marantisch unruhig hyperaktiv	Asymmetrien dystrophisch Dyskinesien Mißbildungen
Zahnung:	**zu spät** (nach dem siebten Monat)		**zu früh** (vor dem vierten Monat)
Kleinkind	spät laufen	überaktiv	früh laufen – spät sprechen
Jugend:	lymphatisch, Katarrhe Ekzeme, Schorf Oberflächen-entzündungen	Folge von Impfungen Serum-Injektionen Eiweiß-Über-nährung	Anorexie Drogen Zwanghaftes unerziehbar
	Unterdrückung physiologischer Sekrete	Unterdrückung pathologischer Sekrete, Warzen, Cysten, Fibrome, Adenome Hämangiome	Unterdrückung von Geschwüren oder Fisteln
Menarche:	zu spät (nach 13)	zu früh (vor 11)	(sexuelle Impulse vor 10)
Ausbildung:	schwache Schul-leistungen oder ordentliche Fleißarbeiter	Rechtschreib-schwäche unsystematisches Arbeiten in Extremen	Schwäche im logischen Denken/ Rechnen Abgleiten triebhaft impulsiv
Lebensalter:	**hoch** mit Behinde-rungen	**niedrig** zu „schnell" gelebt	**plötzliches** Ende auf jeder Altersstufe

A: Erbnosoden

55. Psorinum

Inhalt des Krätzebläschens

Die 1. Nosode, von Hering 1831 eingeführt, noch bevor die Krätzmilbe 1834 entdeckt wurde. Die Krankheit gedeiht in einem Milieu von Armut und Verwahrlosung und ist gekennzeichnend durch das zur Verzweiflung treibende Jucken.

Erscheinungsbild:

Zugrunde liegt eine tiefe chronische Schwäche mit Hoffnungslosigkeit und Verzweiflung. Die Stimmung ist gedrückt, Pessimismus in jeder Lebenslage und ein Gefühl von schicksalshafter Ohnmacht behindern jede Aktivität. Es mangelt ihnen an Vitalität, Widerstand, Lebenswärme und der „Fähigkeit, genügend Energie aus Sonnenlicht, Wasser, Luft und Nahrung zu assimilieren“ (Roberts).

Ihre Haut sieht ungesund und unrein aus, die Haare trocken, glanzlos und filzig, und bei der vorhandenen Immunschwäche liegen gern chronische Schleimhautstörungen vor, deren Absonderungen ekelerregend aashaft riechen können. Diese Menschen sind nur gering belastbar, bei kleinen Veränderungen sogleich tief und langanhaltend gestört und lernen, sich in ihr Los zu fügen. Ihre Kälteempfindlichkeit im Sommer kann sie entlarven.

Leitsymptome:

- tiefe Verzweiflung durch Jucken (oder durch andere Störungen)
- Jucken durch Bettwärme oder Wolle
- Wohlbefinden kurz vor Ausbruch einer Erkrankung
- übler Geruch der Ausscheidungen (faulig, aashaft)
- immer hungrig, Heißhunger nachts (mit Abmagerung)
- Folge von Unterdrückung eines Hautausschlages
- mangelnde Erholung nach einer (Virus-)Infektion (Reaktionsmittel!)
- $<$ im Winter, in der Kälte, durch Luftzug/Wind und *Wetterwechsel*
- $>$ im Sommer, durch Wärme, durch Essen
- Schlaflage: wie gekreuzigt!

Unverträglich: Kaffee und Schweinefleisch

Anwendung:

Es dominieren die Kälte, Schwäche und Verzweiflung sowie Hautprobleme (die „kalte Sulfur“)!

Gynäkologie:

- Fluor/Vulvitis: faulig-übelriechend bei geschwüriger Vulva, Ausschläge perigenital und am After, Schamhaare verfilzt.
- Menses: aashaft übelriechend; zu spät, zu lange oder zu kurz (nur eine Stunde lang) und zu schmerzhaft; Metrorrhagien
- Sexualität: Abneigung aus Schwäche

Schwangerschaft:

- Hyperemesis gravidarum (schlimmste Form, verzweifelnd, Kälte!), nachts Hunger, Aufstoßen wie faule Eier
- heftige Kindsbewegungen
- Angstzustände in der Gravidität
- fehlende Lebensfreude

Wochenbett:

Uterusrückbildungsschwäche, wochenlange hellrote Blutungen – < nach Aufstehen, Kälte!

Stillen:

- feucht-schuppende, juckende Ausschläge um die Brustwarze („Sie könne es gleich bleiben lassen!")

Säugling:

- ohne Rhythmus! Nachts hungrig und muß häufig gestillt werden! Tagsüber unauffällig
- Stuhl (wässrig, braun, stinkend), Blähungen
- unreine Haut, kratzt sich blutig in der Bettwärme
- Ekzem: behaarter Kopf, krustig-nässend und in den Gelenkbeugen
- Schweiße bei geringster Anstrengung
- eher schmal, frostig, mager und schwach

Hinweise vom Elternhaus:

ärmliche Verhältnisse (besonders bezüglich Sauberkeit), geringer Widerstand: geben bei kleinen Problemen rasch auf und sind tief deprimiert, Ganzjahresallergien z. B. auf Hausstaub, verfroren!
Asthma / Ekzeme in der Familie

Das größere Kind:

- Erkältungsanfälligkeit, Husten *immer* im Winter
- langanhaltende Appetitlosigkeit nach Infekten
- Heufieber / Hausstauballergie / Asthma
- chronische Virusinfekte (langanhaltend!)
  Vitalitätsverlust nach typischen „Kinder"-Krankheiten
- vernachlässigte Kinder (in jeder Beziehung!)

56. Medorrhinum

(1. Prüfung durch Swan 1880, durch Hering 1881 veröffentlicht)

Eitriges Urethrasekret einer akuten Gonorrhoe von mehreren Personen vor jeglicher Behandlung. 1879 wurden von Neisser die Erreger, die Diplokokken, entdeckt; die mit Penicillin behandelbare, häufigste *Geschlechtskrankheit* mit den Charakteristiken der eitrigen, grün-gelben Sekretionen, spitze Kondylomentwicklungen genital sowie Allgemeinkomplikationen rheumatischer Art (Monarthritis, Iritis, Myositis, Endokarditis), Sepsis, Hautausschläge, Neugeborenenblenorrhoe. Sie entsteht auf dem Boden der Promiskuität, der sexuellen Perversion, des Massentourismus und der Prostitution. Trotz antibakterieller Therapie ist die Gonorrhoe nicht überwunden und insgesamt wieder im Kommen (Reinfektionen möglich, das heißt, es gibt keine Immunität), oder an ihrer Stelle treten ähnliche, eher chronisch schleichende Erkrankungen (Chlamydieninfektionen, anaerobe Genitalinfektionen, Herpes genitalis).

Erscheinungsbild:

Exzess und Übertreibung, das Leben in Extremen charakterisieren diesen Menschen, der für alles Tun einen Stimulus braucht, sonst baut er ab! Eine für sie unerklärbare innere Kraft („ein wildes inneres Gefühl") treibt sie an, hält sie in Hast und Eile (Zeit vergeht zu langsam, Ungeduld, Unruhe, Erregung, macht Fehler u. a.), läßt sie auf kleine Reize überreagieren (Wucherungen, qualvolle Ängste, Verzweiflung bei kleinen Anlässen u. a.) und können es kaum mitteilen („ihm ist, als seien die Worte hinter einem Schleier verborgen", weinen beim Erzählen).
Es kann der Folgezustand nach Unterdrückung pathologischer Sekrete (= pathologischer Stimulus!) sein, in jedem Falle bessert sich das Befinden, wenn Absonderungen (physisch/ emotional/ psychisch) wieder fließen können. Die Extreme können sprunghaft wechseln (tagsüber müde, nachts überaktiv/ tierlieb extrem – plötzlicher Tierhaß/ übersensibel – hart und grausam/ Ideen-Überfluß – geistige Stumpfheit/ überwuchernd-ausgezehrt u. v. a. m.) und mit Vertiefung der Störungen (unterdrückende Maßnahmen) zu produktiven pathologischen Prozessen (Cysten, Tumoren, Steine) und / oder geistig-seelischer Erschöpfung („Syndrom der Seinsleere", Lebensüberdruß, will sich vergiften/ erschießen) führen. – Sie beschäftigen sich mit der Zukunft, prophezeien Negatives oder leiden unter Vorahnungen (von Unheil, von Krankheiten) und illusionären (Wahn-)Vorstellungen (hören Stimmen, von Verfolgung, vom Berührtwerden, von Unwirklichem).
Sie laufen gern barfuß (heiße Fußsohlen!) oder ohne Socken im Schuh

(sogar im Winter), können kaum reden ohne zu schreien, verlieren den „Faden“ beim Sprechen und halten wegen ihrem Durst (und ihrer Erregbarkeit) gern ein Glas (Orangensaft und/ oder scharfe Alkoholika) in der Hand. Sie stehen oft im Mittelpunkt von Gesellschaften, machen sich gern über andere lustig oder üben ironische Zurückhaltung aus.

Leitsymptome:

- in der Vorgeschichte (meistens behandelte) *Gonorrhoe*
- in der Familie frühe Todesfälle durch Herzinfarkt
- Frühgeburten, frühreife Kinder, Störungen früh nach der Geburt
- Angst im Dunkeln, extreme Angst um die Gesundheit
- Fischgeruch der Absonderungen
- chronische rezidivierende Genitalprobleme mit Sekreten, die nach Fischlake riechen
- Kälte der Nase/ *Brüste*/ Gesäß
- brennende Hitze der Hand – und besonders der Fußflächen mit Unruhe
- Nachtmenschen, je später der Abend, um so aktiver und intensiver
- kurzer Schlaf erfrischt
- bevorzugt Bauchlage oder Knie- Ellenbogen / Brust-Lage
- < morgens bis Sonnenuntergang
  < Hitze, feuchtes Binnenklima, Kälte, Winter
  < beim Denken an Beschwerden
  > am Meer > nachts
- Verlangen: Salz – Süß (Eis) – Fett – Saures (unreifes Obst), Orangen, Alkohol
- Abneigung: schleimige Speisen, Bohnen/ Erbsen

Anwendung

Für Frauen, die mit Gonorrhoe (selbst oder über den Ehemann) zu tun hatten und / oder sykotische Symptome (Kondylome, „Fischlake“-Sekrete, Cysten, Striae der Brüste, kalte Stellen [Nase/ Po/ Brustwarzen], marmorierte Haut (besonders der Brüste), gezacktes braunes Irispigment, sternförmige Naevi im Gesicht, kirschrote „Molen“ von Linsengröße, transversale Rillen der Nägel, exzessives Nägelkauen, tragen gern Band um den Kopf) mit sexuellen und psychischen Extremen aufweisen. Alle Beschwerden sind „übertrieben“!

- Sterilität, Zustand nach rezidivierenden Adnexitiden
- Adnextumore/ Ovarialcysten (besonders links)
- ziehende/ reißende Unterleibsschmerzen (vom Ovar zum Uterus oder vom Uterus zum Rectum) mit Empfindlichkeit gegen geringsten Druck

- Menses: zu frühe/ zu häufige (14–21 Tage)
  zu stark – zu dunkel (und kaum auswaschbar) – und übelriechend („fischig")
- Dysmenorrhoe: Wehenartige Koliken mit Besserung durch Beine hochziehen oder Abstemmen der Füße oder Bauchlage.
- Fluor: Scharf und wundmachend, brennend, blasenbildend durch Reiben
- Afterjucken (intensiv und unerträglich) mit Nässen, Rötung, Blasenbildung
- häufiger Harndrang (alle ½ Stunde) während der Menses! Kältegefühl in den Nieren wird durch Wasserlassen gebessert!
  Gefühl von Wasserblasen in der rechten Niere!
- extremer Herpes Simplex
- sexuelle Überaktivität bis zur Perversion oder absolute Abneigung bei Schwäche und Introversion.

Schwangerschaft:
- extreme Hyperemesis (mit Verzweiflung und Nachtbesserung!)
- Neigung zu Knöchelödemen

Wochenbett:
- Lochien dunkel und übelriechend bei Uterusrückbildungsschwäche
- Striae der Brüste; berührungsempfindliche, wunde, bisweilen rissige Brustwarzen

Säugling:
- Von Geburt an pathologische Zustände (Frühgeburtlichkeit, Nasenschleimhautschwellung, mangelversorgt, Marasmus, Gesäßerythem/ Windeldermatitis (wie ein „Pavian-Po" gerötet, die Salben rutschen ab, evtl. mit Blasenbildung, nässend)
- Kind liegt *nur* in Bauchlage
- Überfallartige Blähungskoliken tagsüber (nachts besser), zieht die Beine hoch, wenn getragen, oder streckt den Po hoch, ruht auf Knien und Gesicht!
  Besserung durch Reiben des Bauches.
- Herzgeräusche / Herzfehler bei „kümmerlichem" Kind!
- sehr geräuschempfindlich! Beine unruhig und zappelig
- aufschrecken, nur für kurze Zeit beruhigbar!

Hinweise vom Elternhaus:
Eltern sykotisch: Hinweise auf Gonorrhoe, Fremdeiweißbelastungen (Impfungen / Bluttransfusionen), vital, meiden das Entbehrungsreiche, Abendmenschen, lieben Partys und den Alkohol.

(In der Familie Gicht, Rheuma, Herzkrankheiten, Steinbildungen, Leber-Gallestörungen)

Das größere Kind:
- chronische Katarrhe/ Adenoide
- (extreme) Enuresis (durch die ganze Matratze)
- Lernstörungen (Rechtschreibung) – durch Eile!
- rachitische Entwicklungsstörungen (Zwergwuchs, Verkrümmungen, Schwäche)
- motorische Hyperkinesie (zappelig, unruhig)
  ständig in Bewegung, stolpern über ihre eigenen Füße
- Schlafstörungen („kommt nicht zur Ruhe, je später der Abend"!)
- Asthma bronchiale

Hinweis:
Medorrhinum ist (besonders in der Schwangerschaft) stets mit Vorsicht einzusetzen, da heftige Reaktionen zu erwarten sind. Q-Potenzen bzw. LM-Potenzen selten oder einmalige Hochpotenzgaben. Es verhilft häufig anderen, zuvor wirkungslosen Arzneien wieder zur Reaktivität.

57. Syphilinum (Luesinum)

Abgeschabtes Sekret vom Grund des luetischen Geschwüres eines Primäraffektes. 1880 von Swan eingeführt. –
Die Syphilis ist eine chronische, in 3 Stadien verlaufende Geschlechtskrankheit, die durch die Spirochäte Treponema pallidum (penicillinempfindlich) unterhalten wird. Im 1. Stadium Ulcus durum (harter Schanker, schmerzloses Geschwür mit hartem Randwall mit begleitenden harten, schmerzlosen Lymphknoten, im 2. Stadium generalisierte Ausbreitung, insbesondere über Haut und Schleimhäute mit vielfältigsten Erscheinungen und multiplen Lymphknotenschwellungen, im 3. Stadium degenerative Zerstörung des Nervensystems über Zerstörung von arteriellen Gefäßen (Neurolues, Tabes dorsalis, progressive Paralyse), kardiovaskuläre Lues sowie typische granulomatöse Knotenbildungen (Gummen), die geschwürig werden können. Übertragung diaplazentar auf das Neugeborene möglich (Lues Connata mit typischen Deformitäten: Sattelnase, gekerbte Tonnenzähne weit auseinanderstehend, syphilitische Rhinitis, Untergewicht, greisenhafter Gesichtsausdruck, trockene gelbbraune Haut, Knochenverbiegungen (der langen Röhrenknochen), aufgetriebener Bauch mit Leber-/ Milzschwellungen, neurologische Störungen, Debilität).
Geschichtliches Aufgreifen der Krankheit im 15. Jahrhundert in Mittel-/ Südamerika durch die „Neue-Welt“-Eroberer (im Goldrausch) im „Tausch“ gegen die gewaltsame Christianisierung mit Kulturzerstörung, Goldraub und Vergewaltigung. Danach zunächst ungehemmte Ausbreitung in Europa, vor allem in den Adelshäusern und im Klerus.

Erscheinungsbild:

In Ähnlichkeit belastet dieses dunkle Menschheitskapitel diese Patienten wie ein Fluch und anhaftender Schmutz („zwanghaftes Händewaschen“), Ekel, den sie nicht loswerden, hält sie in Angst um ihre Gesundheit (vor Ansteckung/Infektionen), macht sie unsicher in ihrem Tun (ob richtig oder falsch), vergeßlich für Orte, für Namen, für soeben Getanes), unkonzentriert (Schwäche für Rechnen/ logisches Denken), treibt sie wie in Kompensation in einseitige Extreme (einseitige Begabungen, übertriebener Arbeitseinsatz) und Verdrängung durch Alkohol und Drogen. Sie wissen, daß ihr Verhalten bisweilen lächerlich ist, aber können „irgendwie“ nicht anders; man versteht ihr „irres“ Verhalten nicht. Man bemerkt vielleicht, daß sie mit einer zerstörerischen inneren Energie nicht fertig werden und darunter leiden sie, z. B. ständige schlechte Laune, destruktive Impulse, aber sie geben sich gerne ganz unscheinbar nach außen. Nachts wird für sie alles schlimmer, dann treiben Ängste und Schmerzen sie zur Verzweiflung und Todessehnsucht. Sie wissen vorher, daß es ihnen nach dem Erwachen schlechter geht! Krankheiten gehen ihnen an die „Knochen" (schmerzhafte Deformitäten).

Leitsymptome:

- Empfindungen wie geisteskrank, wie gelähmt oder wie gleichgültig
- alles verschlimmert sich nachts (von Sonnenuntergang bis Sonnenaufgang)
- Schmerzen allmählich zu- und abnehmend und nachts Lagewechsel erzwingend
- familiärer Alkoholismus, Zwangsneurosen, Psychosen, angeborene Deformitäten
- harte, schmerzlose Schwellungen, Geschwüre (ohne Heilungstendenz)
- zwanghafte Handlungen bezüglich Reinlichkeit und Gesundheit (typisch: Waschzwang der Hände)
- hochgradige Abmagerung
- Knochendeformationen, tiefe Knochenschmerzen nachts
- kupferfarbene Hautflecken, Haarausfall, Risse in der Zunge, chronische Abszesse

< nachts, am Meer
< feucht-warm, Temperaturextreme
> tagsüber, im kühlen Raum, im Gebirge, Bewegung, *kaltes Baden/kalte Anwendungen*
Abneigung: gegen Fleisch
Verlangen: nach Stimulantien (Alkohol)

Anwendung:

Äußere Hinweise sind chronische „destruktive", d.h. nicht heilende Geschwüre/ Entzündungen mit übelriechenden, dick-eitrigen, wundmachenden Absonderungen und Nachtbeschwerden, die durch Kaltanwendung gelindert werden. Übler Mundgeruch, Zahneindrücke in der Zunge (Rand), (Längs-)Risse in der Zunge, deformierte Zähne (tonnenförmig-gezähnelt oder spitz zulaufend) mit Verfall, kreisrunder Haarausfall, teilweise entfärbte Haarsträhnen, Nasensattel, Stirnhöcker, Asymmetrien körperlich, Vitiligo (= Weißfleckenkrankheit), kupferfarbene Hautflecken, die bei Kälte bläulich werden. Hartnäckige Verstopfung!

Gynäkologie:

- Sterilität
- Ekel vor Sexualität (Schmutz!)! Sexuelle Perversion

- Ovarialtumore / Ovarialschmerzen (nachts), besonders zum Zeitpunkt des Orgasmus
- schmerzlose Verhärtungen, Knoten, Geschwüre genital
- Fluor scharf und reichlich, der durch die Vorlagen sickert, übelriechend-wundmachend, vermehrt nachts.
- Menses: unregelmäßig – spät und spärlich, riecht wie faules Fleisch

Schwangerschaft:
- Spätaborte (nach 14. Woche!)
- Alkoholverlangen
- Enuresis
- Nachtprobleme, morgens schwer und erschöpft.

Stillen:
Berührungsempfindlichkeit und Wundheit der Brüste

Säugling:
- das „nachtaktive" Kind, schlaflos (besonders zwischen 2 und 5.00 Uhr), weint tagelang, durch nichts zu beruhigen!
  Ab 16.00 Uhr Probleme, besser ab Morgengrauen! (4–5.00 Uhr)
- Alkoholembryopathie (Sattelnase!), Mißbildungen
- Probleme von Geburt an!
- sieht alt, faltig, mager und zerbrechlich aus
- Neugeborenen-Augenentzündung (Lider geschwollen, morgens verklebt, intensive Eiterung, Linderung durch *kaltes* Abwaschen)
- Nase *nachts* verstopft, anfallartiger Schnupfen
- hartnäckige Durchfälle
- früher Zahndurchbruch

Hinweise vom Elternhaus:
Suchtleiden/ Alkoholismus, degenerative Nervenkrankheit, Spätaborte, extreme Abmagerungen, Zwangsneurosen, Psychosen, Suicide, pathologisches Selbstbewußtsein (Selbstüberschätzung)

Das größere Kind:
- das schwer Erziehbare! (Nicht erreichbar!)
- vom Bösen angezogen, wie zwanghaft
- Knochenkrankheiten / Knochenverbiegungen (Röhrenknochen)
- Lernstörungen (Rechnen)
- faulende und früh abbrechende Zähne

Gewebe eines Szirrhus-Carzinoms der Mamma.
Geprüft und eingeführt von Foubister und Burnett.
Im Kent-Repertorium nicht einmal erwähnt, ist diese Nosode heute zu großer Wertschätzung gelangt, nicht zuletzt wegen des deutlichen Ansteigens der Krebserkrankungen in den vergangenen hundert Jahren und der hieraus entstehenden familiären Belastung/ Disposition.

Erscheinungsbild

So wie Krebs ungezügelte, zerstörende innere Aggressivität darstellt, erleben wir bei Carcinosinum-ähnlichen Patienten das Extrem, die Unfähigkeit im Umgang mit Aggressionen generell: ist in der Vergangenheit dominiert worden oder hat lange kummervolle Leidensgeschichte erlebt, kein Widerstand wurde zugelassen oder entwickelt, so haben sie gelernt, sich zu fügen in hoher Empfindsamkeit (für die Umgebung, für Widerspruch) und Gewissenhaftigkeit (bis zur Perfektion), um sich so vor jeder Auseinandersetzung zu schützen. Sie nehmen an allem teil, erscheinen liebevoll und fröhlich, sorgen sich um andere oder auffallend bevorzugt um Tiere (mehr als um Mitmenschen), wollen nicht auffallen, überaus rücksichtsvoll, schnell Schuldgefühle, ärgern sich über sich selbst, wenn sie Fehler begehen, und haben doch keine rechten Freunde. Sie sind empfindsam (schon gegen geringe Vorhaltungen), sentimental (bei Musik, bei Naturereignissen oder in der Dämmerung) und liebesbedürftig. Sie haben gelernt, die Schuld bei sich selbst zu suchen. Diese Patienten fallen einem nicht zur Last, aber dadurch nimmt man sich ihrer auch nicht ernsthaft an. Man übergeht sie zu leicht, und sie lassen es zu!

Leitsymptome:

- Krebsbelastung in der Familie, aber auch Tbc, Diabetes mellitus, perniziöse Anämie
- Zustand nach durchgemachten Kinderkrankheiten *spät* im Erwachsenenalter oder Kinderkrankheiten zu früh oder auffällig *schwer* (besonders Keuchhusten)
- beständige Schlaflosigkeit
- Reaktionsmangel
- Mitfühlend, gewissenhaft, eigensinnig
- Konflikt (-folgen) zwischen Gewissen und Pflichtgefühl
- fröhlich bei Gewitter, bei Regen, bei Naturgewalt
- Vorliebe für Rhythmus und Tanzen
- Angst vor Hunden
- empfindlich für Meeresküste (ambivalent) (!) und Temperaturextreme
- $<$ 13–18.00 Uhr

< Trost, Widerspruch, Ironie
- Verlangen: *Fettes*, Zucker/*Schokolade*, Butter
- Abneigung: gegen Salz, Obst und Milch

Anwendung:

Geeignet für Frauen, die bei allen Beschwerden nichts und niemanden dafür verantwortlich machen wollen und auffallend (krankhaft!) fügsam sind. Arzneien wie Tub., Na., Sep., Phos., Staph. waren ohne Wirkung und irgendwie gab es für diese doch deutliche Hinweise! Hier folgt dann Carcinosinum mit erstaunlichen Veränderungen.

- hartnäckige Obstipation ohne Drang!
- Folgezustände nach Carzinomoperationen
- Reaktionsmittel post-operativ
- Neigung zu Narbenkeloiden
- pathologische Schlafstörungen
- Charakterstörungen

Säugling:

Hinweisend können sein: Café-au-lait Flecken, zahlreiche Hautmale (Naevi/Lentigines), blaue Skleren

- Schlaflosigkeit, bes. Einschlafprobleme, oberflächlicher Schlaf, muß lange gewiegt werden, ruckartiges Erwachen
- Knie-/Brust-Lage, verkrampfte Haltung, geballte Fäuste
- unerklärliche Unzufriedenheit!
- Zustand nach Schockerlebnissen (bes. seelische!)
- Impffolgen (Immunschwäche!)

Ältere Kinder:

- pflegeleicht und früh sauber, gehorsam!
- übertriebene Angst, überempfindlich für Vorwürfe, Schüchternheit, Streiten sich nicht
- auffallend frühbegabt, zu ernst!
- rezidivierende Pneumonien! Rezidivierende Infekte („Widerstandsschwäche")
- Muskelzuckungen / Tic nerveuse
- Erwartungsängste

Hinweis:

Carcinosinum ergibt sich oft am Ende einer Kette von erfolglosen Arzneigaben und verhilft zu erneuter Reaktion. Es vermittelt eine Ahnung von Krebsdisposition / Krebsgefahr und sollte Anlaß für lebensverändernde Maßnahmen (z. B. mit Aggression umgehen lernen) sein (sofern Carcinosinum diese Veränderungen nicht ausreichend bewirkt).

Der Inhalt einer tuberkulösen Kaverne. (Bacillinum)
(Tuberkulinum Koch: Glycerinextrakt aus einer Reinkultur von Tuberkelbazillen)
(Tuberkulinum bovinum: tuberkulöser Abszeß einer Kuh
und andere Präparationen, die sich im Arzneibild kaum unterscheiden)

Die Tbc hat die Menschheit über Jahrtausende begleitet. Die Epidemie der Neuzeit begann in England mit der Industrialisierung und breitete sich über die Handelswege über ganz Europa aus mit Höhepunkt in Deutschland im 19. Jahrhundert und Durchseuchungsgrad von ~ 95 % der Bevölkerung. Entdeckung des Erregers, des Tuberkelbazillus, durch Robert Koch 1882. Also eine der großen Geißeln der Menschheit. Rückentwicklung der Erkrankungshäufigkeit bis zur Rarität in Europa bis zur heutigen Zeit in Abhängigkeit von Hygiene- und Ernährungsverbesserung. Die Krankheit ist unheilbar, nur eindämmbar. Eine genetische Prägung und Belastung ist sicher und Grundlage der großen Bedeutung der potenzierten Arznei Tuberkulinum in heutiger Zeit.
Die Krankheit verläuft stadienhaft über den Primärkomplex [granulomatöse Knotenbildung mit „Verkäsung“ in Lunge oder Darm (über infizierte Kuhmilch)] und abhängig von der Immunitätslage Streuung und Generalisierung vielfältigster Art. Nach zwischenzeitlicher Ruhe kann Reaktivierung (durch erneute Immunschwächung) erfolgen. Typisch sind die starke Auszehrung („Schwindsucht“), die Erschöpfungsschweiße, die zentrale Stellung der Lunge („Energie- und Luftmangel“), Lymphknotenschwellungen sowie die Verkalkungs- (Kavernenbildung) und Blutungsneigung. Die Krankheit belebte auffälligerweise die Welt der Kunst / der Romantik (Goethe, Novalis, Molière, Schiller, Gorki, Morgenstern, Thomas Mann, Paganini, Mozart, Munk u. v. andere).

Erscheinungsbild:

Die Wesenszüge von Tuberkulinum zentrieren sich im Gegensatz von (physischer) Schwäche und (psychischer, innerer) Unruhe („der Geist will anders als der Körper kann“). Wie wenn in diesem Menschen die Ahnung von einem kurzen Leben steckt, sind sie einem permanenten Stimulus (Verlangen nach ständigem *Wechsel*) ausgesetzt oder suchen diesen (Abenteuerdrang, Reisedrang, Freiheitsdrang), um ihr (kurzes?) Leben zu optimieren. Hinderlich ist ihre schwächliche Energie- und Vitalitätslage (erkältlich, empfindlich für Wetterwechsel, Mangel an Durchhaltevermögen), die sie zur Sicherheit und Besonnenheit mahnen, doch der innere „Unruheherd“ treibt sie an (bis zur Qual) reißt sie chronisch aus ihrer Mitte, hält sie in Gegensätzen gefangen, nichts kann sie längere Zeit an

eine konstante Tätigkeit binden, treibt sie bis zur Rücksichtslosigkeit, zu aggressiver Abwehr (wenn man etwas von ihnen verlangt), zur „Selbstsucht“ (nie sind *sie* schuld), zu Unbeständigkeit im Tun und in der Stimmung bis zur zerstörerischen Erschöpfung (Abmagerung bei Heißhunger) und Stimulationsdämpfung (Alkoholismus, Drogen). Ihre Leidenschaft schafft Leiden (enthusiastisch, kreativ, romantisch, sehnsüchtig, unmoralisch, unbeherrschbar, selbstzerstörend) in einem „zerbrechlichen“ Körper.
Äußerlich können auffallen die vollblutigen Lippen, die langen Wimpern, feine, lange Finger mit glänzenden Nägeln und die blasse, durchscheinende Haut (besonders im Gesicht). Die leichte Erregbarkeit (bei Erwartung oder Anspannung) entlarvt sie oft in ihrer reizbaren Schwäche.

Leitsymptome

- „Lufthunger“, Verlangen nach Frischluft (Wind), Gebirgsklima, aber Abneigung gegen Kälte
- Besserung durch (Ofen)-Wärme, durch fortgesetzte Bewegung
- Erkältungsanfälligkeit (besonders durch Abkühlung beim Schwitzen)
- ständiger Wechsel (der Symptome, des Ortes, des Berufes, der Bedürfnisse etc.)
- Furcht vor Hunden (besonders schwarze), vor großen Tieren
- Heißhunger mit Abmagerung
- Gefühl von einem (eisernen) Band um den Kopf
- Erschöpfung nach geringer Anstrengung
- saure, gelbfärbende Nachtschweiße (nach 3.00 Uhr)
- reizbare, schlechte Laune am Morgen (oder depressiv-hypochondrisch)
- Weinen ohne Grund oder durch Musik
- Periodizität (alle 4 Wochen und länger)

Abneigung:

- Fleisch (häufig Vegetarier!)

Verlangen:

- fettes Fleisch / Speck / Geräuchertes, kalte Milch, kaltes Wasser, Salz, süß.

Anwendung

Auffällig ist die kurze Intensität bei Unbeständigkeit im Leben dieser Frau. Sie hat hohe Lebensideale (die wechseln!), denen sie sich jeweils hingibt, so wie sie auch intensiv in die therapeutische Beziehung eingeht und hemmungslos wechselt. Eine hohe Anspruchshaltung fällt auf. Sie gibt sich lässig und verreist viel und gern! Abenteuerhungrig, dabei schnell schwanger! Sie klagt häufig über kalte Füße im Bett mit Dysmenorrhoe und Cystitisneigung (typisch E. coli).

Gynäkologie:
- verzögerte Menarche
- *Menses:* zu früh (alle 3 Wochen) – zu reichlich – zu lange – zu schmerzhaft
- Mastopathie *vor* Menses
- Dysmenorrhoe: „schreckliche“ Schmerzen, < bei Beginn und je heftiger die Blutung
- eigentlich möchte sie keine Kinder!

Schwangerschaft:
- war ungewollt, aber bekommt ihr gut, macht sie vitaler! Puls.-ähnlich
- Übelkeit bei Geruchsempfindlichkeit (Küchengerüche), nächtlicher Hunger, Milchverlangen.
- Steißlage (jetzt will das Kind nicht, wie die Mutter will?! Eigensinn?).
- Bronchitis/ Erkältungsanfälligkeit (steht hinter Pulsatilla)

Wochenbett:
- Beschwerden durch verzögerte Erholung, besonders wenn Infekte einhergehen
- Menses rasch nach der Geburt

Säugling:

Aussehen: ausgeprägte (langanhaltende) Lanugobehaarung, feingliedrig, mager, schlaff, „schwache Brust“ (erkältlich mit Hustenneigung), intensiv rote Lippen

- wärmebedürftig, überempfindlich, unberechenbar! Launenhaft
- zweite Nachthälfte gestört (ab 3.00 Uhr)
- Kopfrollen, Bewegungsunruhe im Schlaf
- findet trotz Müdigkeit schlecht in den Schlaf (Unruhe)
- Kryptorchismus, Hydrocephalus
- Milchschorf, Ekzeme
- Reaktionen auf BCG-Impfung!

Hinweise vom Elternhaus:

Tbc in der Familie, gehäufte Lungenerkrankungen, chronische, allergische Disposition, Weltenbummler, „Studenten“-Ehe, Abenteurer, „immer-woanders-ist-es-besser“-Haltung, familiäre Trunksucht, Kinder behindern die „Selbstverwirklichung“.

Das größere Kind:

- frühreif, altklug, körperlich schwach, verzögerte Zahnung
- Sprachfehler, Stottern
- widersprüchlich, unruhig, böswillig, liebebedürftig, schwer erziehbar, „Ausbrecher"
- Nein-Sager! Hörstörung, beißen, schlagen, lügen!
- Kopfrollen, Zähneknirschen im Schlaf, Pavor nocturnus!
- künstlerisch begabt!
- Lymphatismus
- Adenoide, chronischer Tubenkatarrh, chronische Otitis med., Erkältungsanfälligkeit, „chronische Appendicitis", unklares kindliches Fieber, Schülerkopfschmerz, Enuresis, Polyarthritis (Still-Syndrom), M. Boeck, Erythema nodosum etc.

Hinweis:

Seltene Einzelgaben in Hochpotenzen!

B. Die Atemstörungen des Neugeborenen:

Homöotherapie sollte von Anfang an erfolgen, am besten schon in der Schwangerschaft, sehr dankbar dann unmittelbar nach der Geburt für die ersten Anpassungsstörungen des Neugeborenen, die Herz-Kreislaufstörungen und besonders die Entfaltungsstörungen der kindlichen Lunge. Wir entscheiden die Arzneiwahl sofort nach der Genese (soweit bekannt), nach dem Erscheinungsbild (dem kindlichen Aussehen und Verhalten) und der Art der Störung (Schock, Fruchtwasseraspiration, Herzfehler etc.). Überflüssig für den Erfahrenen, für die Unerfahrenen jedoch äußerst wichtig ist, auf die Konstanz der Warmhaltung des Neugeborenen zu achten (Problem bei der Reanimation!): ein latenter Gefahrenzustand verschlimmert sich rasch durch Unterkühlung! Ebenso problematisch sind Absaugmanipulationen im Kehlkopfbereich, die reflektorische Atmungs- und Kreislauf-Depressionen zur Folge haben. Das richtige homöopathische Mittel frühzeitig in C30 (und höherer) Potenz (1 Globulus) verabreicht, erspart unnötige Manipulationen, aktiviert das Neugeborene sofort und erleichtert uns, die Ruhe zu bewahren und das Geburtserlebnis wirken zu lassen!
In die nähere Auswahl der Erstverordnung gehören neun Mittel:

Aconitum	mit „blauer Hypoxie“ nach Schreck
Antim. tart.	für die Fruchtwasseraspiration, die blasse Asphyxie
Arnika	für die Folge von Traumatisierung
Belladonna	für die (infektiöse) Hirnkongestion (z. B. Amnioninfektionssyndrom) oder Stauung durch die Nabelschnur
Camphora	für die praefinale Schnappatmung
China	für das anämische Kind
Lachesis	für das steckengebliebene Kind
Laurocerasus	für die blau-weiß fleckige Asphyxie bei Herzfehler oder Stauungen im kleinen Kreislauf
Opium	für die Hirnblutungsfolgen oder Atemdepression nach Opiatgaben

Nach der Apgar-Klassifizierung liegt der Ein-Minuten-Wert bei Notwendigkeit für

Acon	zwischen 5–8
Lauroc.	zwischen 3–6
Camph.	zwischen 0–3

Die anderen oben aufgeführten Arzneien ergeben sich aus den spezifisch krankmachenden Bedingungen. Einige sind an anderer Stelle bereits beschrieben. Bei Hoffnungslosigkeit und praefinaler Atemlosigkeit kann noch *Carbo vegetabilis* eingesetzt werden (siehe hier später!).

60. Antimonium tartaricum

Brechweinstein, Tartarus stibiatus,
Kalium-Antimontartrat

Die Verbindung stellt ein Salz mit dem Metall Antimon dar, welches im Menschen nicht vorkommt, in seiner Stoffwechselwirkung dem Arsen ähnelt, aber milder und langsamer wirkend. Das Salz hat eine intensive Vagusreizwirkung (sicher Erbrechen auslösend!).

Erscheinungsbild:

Antimonium tartaricum wirkt sicher und zuverlässig, wenn kraftlose Rasselatmung mit Blässe, Kreislaufversagen und erstickendem Brechwürgen vorliegen, ein hochkritischer Zustand! Der Kräfteverfall, die stuporöse Benommenheit, die unwiderstehliche Schlafsucht und evtl. Untertemperatur mit flachem, schnellen Puls spiegeln die fast toxische Bösartigkeit der Erkrankung wider.

Leitsymptome:

- hörbares Schleimrasseln in den Bronchien ohne Auswurf: der Erkrankte ist zu schwach zum Aushusten
- schläfrige Benommenheit, eingefallene Gesichtszüge, „Nasenflügeln“, bläulich-livide Hautverfärbung, kalt-klebrige Schweiße
- Brechwürgen mit Atemnot und Todesangst, entkräftend!
- dick weiß belegte Zunge oder rot und trocken
- Leberschwellung, Rechts- Herz- Versagen
  > Erbrechen, Aufrechtsitzen, Aushusten
  < flach liegen, Berührung

Anwendung:

- Fruchtwasser Aspiration
- Bronchopneumonie
- Rechts-Herz-Versagen
- Vaguslähmung bezüglich Atmung und Kreislauf

Wo noch:
- bei wiederbelebten Ertrunkenen

61. Camphora (Laurus camphora)

Der Kampfer, Kampferlorbeer
Destillat von zu Spänen zerkleinertem Holz des im fernen Osten wachsenden Kampferbaumes (dessen Blätter ähneln den Lorbeerblättern).

Historisch berühmt wegen seiner Wirkung bei Kreislaufkollaps und Cholera. Synthetischer Kampfer (aus Terpentinöl) wird großzügig in Brusteinreibemittel und Kreislaufmittel beigefügt mit bedenklichen Effekten auf Kleinkinder (Bronchospasmen u. a.). Generelles homöopathisches Antidot!

Erscheinungsbild:

Zentral steht die intensive äußere Eiseskälte mit Totenblässe und Schwäche/ Entkräftung. Die Augen sind starr und verdreht, evtl. tetanisches Rückwärtsbiegen des Kopfes bis zur vollkommenen Schlaffheit, die Atmung schnappend oder wie gelähmt, die Herzkraft nachlassend mit kaum fühlbarem, langsamen, schwachen Puls, ein Bild wie Scheintod. Typischerweise entstehen Camphora-ähnliche Zustände nach plötzlicher Kälteeinwirkung, wie nach der Geburt asphyktischer Neugeborener.

Leitsymptome:

- Folge von Kaltwerden, plötzlichem Erkalten
- plötzlicher Kraftverlust durch Kollaps/ Schock, Gefühlsverlust
- äußerlich fühlbare Eiseskälte und Pulsschwäche
- Kälteempfindlichkeit, aber Abneigung gegen Bedeckung
- nachlassende Herztätigkeit bei Schock oder Atemstörung

Anwendung:

- Neugeborenenasphyxie
- wenn Antim. tart. versagt
- plötzliche Zustände von Kreislauf- und Temperaturregulationslähmung

Wo noch?
- Schnupfen durch plötzliches Erkalten

Hinweis:
Bei homöopathischer Behandlung muß jegliche Einnahme kampferhaltiger Arzneien (oder Einreibemittel) weggelassen werden. Ein Kleinkind bis zu vier Jahren darf grundsätzlich keinen unpotenzierten Kampfer erhalten.

62. (Prunus) Laurocerasus

Kirschlorbeer
(Fam. Rosaceae – Rosengewächs)
Verwendet werden die frischen zerquetschten Blätter, die nach bitteren Mandeln riechen (Cyanwasserstoffgehalt!).

Erscheinungsbild:

Zentrale Erkennungszeichen sind die angestrengte ungenügende Atmung mit Luftschnappen und Atemstillstand und die *blau- und weißfleckige* Haut. Das Gesicht ist ausdruckslos und einzelne Muskeln zukken unkoordiniert. Die Oberfläche ist zu kalt, was durch äußere Wärmezufuhr nicht zu bessern ist.

Leitsymptome:

- Mangel an Vitalität und Reaktionskraft
- Herzschwäche mit Cyanose
- Erstickungsanfälle, trockener Reizhusten, Kitzelhusten bei Herzfehler (> im Liegen, < Aufsetzen)
- langanhaltend Bewußtseinsverlust bei Herzerkrankungen

Anwendung:

- Neugeborenenasphyxie (steht zw. Acon und Camph.)
- Mitralinsuffizienz, Pulmonalstenose
- Morbus Coerulus

63. Opium

Papaver somniferum, der Schlafmohn
Fam. Papaveraceae
Opium heißt (griech.) „der Saft", der nach Einritzung der grünen Fruchtköpfe gewonnen und getrocknet wird. Im 18. und 19. Jahrhundert als Narkotikum und Gesellschaftsdroge (Romantik) zu Berühmtheit gelangt. Deutliche biphasische Wirkung: anregend in kleinen Dosen (besonders für Ermüdete) und betäubend in großen Dosen (insbesondere für angespannt Erregte) infolge Hirnplethora! (= Blutüberfülle)

Erscheinungsbild:

Wir denken an Opium, wenn im Menschen durch äußere (Hitze, Sonne, Alkohol, Drogengaben, Schreck u. a.) oder innere (Wehen, Geburt, Todesangst, Krankheiten mit Todesnähe u. a.) Extrembedingungen „Endorphine" aktiviert sind und zu krankhafter „Erstarrung" von Symptomen führen: Unempfindlichkeit, Schläfrigkeit, Lähmungen von Darm und Blase, tiefrotes gedunsenes Gesicht, feuchte heiße Haut oder anhaltendes Zittern, Schlaflosigkeit mit hoher Geräuschempfindlichkeit, schreckliche Phantasien und anhaltende Erregungszustände, Muskelzuckungen, Koliken und quälender nächtlicher Reizhusten.

Leitsymptome

- Reaktionsmangel gegen äußere Eindrücke
- (langanhaltende) Folgen von übermäßiger Furcht und Schreck („erstarrter Zustand")
- Empfindung: Teile des Körpers schwellen an mit Gefühl zu platzen
- Bewußtseinsverlust mit langsamer, schnarchender Atmung, hängender Unterkiefer, nach oben verdrehte Augen
- Schmerzlosigkeit, Gefühlsmangel am ganzen Körper
  < während und nach dem Schlaf, nachts, durch Stimulantien
  > durch Aufdecken und Frischluft

Anwendung:

„Endorphinereignisse" sind die Geburt, der Orgasmus und die Todesnäheerlebnisse/ Todeserfahrungen (Angst-Schreck-Panik)

Gynäkologie:

- Ausbleiben der Menses durch Schreck!
- Anfälle von verstärktem sexuellen Verlangen, erotische Träume

Schwangerschaft:
- Abort nach heftigem Schreck
- Verstopfung (ohne Drang, harte, runde, schwarze Bällchen)
- krampfhafte, wehenartige Schmerzen im *10. Monat* (Hitzegefühl, Bettdecke zu schwer und zu heiß, Schlaflosigkeit)

Geburt:
- Wehen hören auf nach intensiver Wehenphase (mit Blutüberfülle des Kopfes, heißem roten Gesicht, heißen Schweißen, stumpfem Gesichtsausdruck mit deliranter Benommenheit, schnarchender Atmung, zeitweise unterbrochen, Muskelzuckungen, schmerzempfindlicher!)
- Wehen hören *plötzlich* auf wegen Furcht oder Schreck
- Gefühl von Vergrößerung, sieht Phantasiegestalten

Wochenbett:
- Schläfrig, aber schlaflos! Alles ist ihr zu heiß
- Krampfanfälle mit nachfolgendem Koma (mit der typischen Atmung)
- Blasenlähmung nach der Entbindung
- Darmatonie (post-operativ, post- Opiatgaben) mit fehlendem Stuhldrang und Darmvölle

Neugeborenes:
- Atemstörung durch Opiat-Gaben (z. B. Dolantin®). Gesicht bläulich-rot und gedunsen (Hirnblutung?)
- Harn-/Stuhlverhaltung (nach Opiatgaben)
- Atmung: stöhnend, unterbrochen im Schlaf, muß geweckt werden, um nicht zu ersticken!
- Ikterus neonat. (bei Opiaten in der Vorgeschichte)
- langanhaltende Schläfrigkeit und Reaktionsmangel nach entsprechender Geburtsleitung (und sieht alt und runzlig aus!)

Wo noch?
- beim Sonnenstich
- beim Apoplex (Hirnblutung)

C. Geburtsfolgen, Verletzungen, angeborene Störungen:

Das zentrale postpartale *Traumamittel* für die Mutter wie auch für das Kind ist Arnika (Quetschung durch Zange, Hämatome durch Vakuum, drohende cerebrale Blutungen, Faserriß mit Blutung). Bei Verletzungen von *Nervengewebe* (Plexus-brachialisverletzung, Hirnquetschung) und als Folgemittel von Arn. (wenn zusätzliche motorische Funktionsstörungen/ Lähmungen auftreten) kommt Hypericum zum Einsatz. Für Überdehnung von *Muskeln und Sehnen* mit nachfolgender Schwäche paßt Rhus toxicodendron, *ödematöse* Erscheinungen und *seröse Ergüsse* (Skrotalödem, Beinödeme, Hydrocele, Hydrocephalus) erfordern Apis. Für *Schnitt*verletzung des Neugeborenen (traumatisch / operativ) haben wir Staphisagria (Teil V).
Weitere Arzneibeziehungen folgen im Repertoriumteil.

64. Hypericum perforatum

Das Johanniskraut, die „Arnika der Nerven!
Fam. Guttiferae

Leitsymptome:

- Verletzungen von Nerven oder nervenreichem Gewebe mit reißenden Schmerzen und Schmerzausbreitung über den Körper (die Nervenbahn entlang) durch Riß, Quetschung (Fingerspitzen) oder Sturztraumatisierung (Wirbelsäule, Kopf)

- Taubheit, Lähmung, Konvulsionen nach Wirbelsäulenverletzungen

< von jeder Bewegung und Berührung, nachts, kalt-feucht
> absolut Stilliegen

Anwendung:

Wochenbett:
- Steißbeinschmerz nach Überdehnung
- Hüftschmerzen nach Entbindung
- postoperativer Nervenschmerz

Neugeborenes:
- Nervenausriß / z. B. Plexus-brachialis-Verletzung nach Zangenentbindung / nach Zug am Kopf!
- Nervenstörungen nach Wirbelsäulenverletzungen, Neuritis

Kind:
- Sturz vom Wickeltisch
- Folgemittel von Arnika
- Schädelbruch

Wo noch:
- Fingerbeerenquetschung

Der Giftsumach
Fam. Anacardiaceae

Ein Busch, dessen Blätter bei Berührung schwere erysipelartige Hautentzündungen hervorrufen. Historisch bei Lähmungen eingesetzt. Vorkommen in Nordamerika.

Erscheinungsbild:

Im Vordergrund stehen die physischen Beschwerden nach übermäßiger Anstrengung oder Abkühlung nach Schwitzen: Steifheit, Lahmheit, Muskelkater mit extremer Unruhe in der Nacht, mühsames in Bewegung kommen am Morgen und erstaunlicherweise fast Abklingen aller Beschwerden, je mehr sich der Mensch bewegt. Das Verlangen nach Wärme und ein großer Durst sind deutlich. Die Schwächung durch Abkühlung zeigt sich im Lippenherpes, der unangenehme Ausmaße annehmen kann.

Leitsymptome

- außerordentliche Ruhelosigkeit in der Nacht, Verlangen, sich zu bewegen, was nur kurz bessert!
- Folge von Überanstrengung
- Folge von Abkühlung beim Schwitzen, von Nässe
- blasig-erysipelartige Hautausschläge > Wärme
- rote Zungenspitze, dreieckförmig
- < in der Ruhe, nachts (nach 0.00 Uhr), Kälte, Berührung, Nässe / Baden, linke Seite
  > Wärme und Bewegung!

Anwendung:

Für wetterempfindliche Frauen, die zu rheumatischen Beschwerden neigen. Für Überdehnung und Überforderung von Muskeln, Sehnen und Gelenken.

Gynäkologie:

- Erysipelartige Entzündungen am äußeren Genitale
- Uterusprolaps nach schwerem Heben
- wehenartige Unterleibsschmerzen durch Überanstrengung
- Blutungen durch Überanstrengung
- Vaginitis durch Geschlechtsverkehr
- Menses: reichlich – zu früh – zu lang, membranös, wundmachend, unterdrückt durch Kälte / Nässe.
- Zwischenblutungen alle 14 Tage

Schwangerschaft:
- Störungen durch Überanstrengung oder Erkältung wie: Abortgefahr, Blutungen, Rückenschmerzen
- Herpes simplex bei Erkältung (mit erheblichem Lymphödem)

Geburt:
- Traurig und schwermütig nach Erschöpfung durch die Wehen.

Wochenbett:
- Muskellähmung / ~ Lahmheit und Taubheit (besonders der Oberschenkel) (Geburtsanstrengung!)
- kraftlos, matt, Muskelkater nach Entbindung
- Nachwehen besonders schlimm nachts, langanhaltend und zu Unruhe zwingend!
- Lochien: dünn, schmutzig-rot mit Kindbettfieber / septischem Fieber
- Lochien kehren wieder, nachdem sie bereits hell waren

Stillen:
- Versiegen des Milchflusses durch Grippefieber oder Anstrengung
- Mastitis (wie Bry – mit entgegengesetzten Modalitäten)

Neugeborenes/Säugling:
- Lahmheit und Bewegungsschwäche von großen Gelenken nach gewaltsamen Extraktionen mit (Sub-)Luxationen (Schulterentwicklungen! BEL)
- blasige Windeldermatitis (mit Anschwellung, Rötung) – das 1. Mittel
- Pemphigus neonatorum, typisch auf der Bauchdecke
- Milchschorf (schuppend, feucht, juckend, mit Drüsenschwellungen)

Hinweis:
Das bewährte chronische Folgemittel von Rhus toxicodendon ist häufig Calc. carb.! Akute Verwechslung mit Arsen. alb. (Psyche!) möglich.

Wo noch?
Windpocken; vor/nach Wanderungen/großen Anstrengungen.

D. Temperaturregulationsstörungen

Schniefen / verstopfte Nase

des Neugeborenen führen rasch zur Behinderung der Atmung durch Verengung im Nasenrachenraum („Schniefen der Säuglinge"), was den Stillvorgang und die gesamte Verfassung des Kindes erheblich beeinträchtigen kann. Bezeichnenderweise rührt diese Empfindlichkeit überwiegend von sykotischer Vorbelastung, was zum Ausdruck kommt in der häufig erfolgreichen Behandlung mit überwiegend sykotischen Arzneien, wie *Sticta pulm.* und *Dulcamara*. In seltenen Fällen kann die syphilitische Belastung (Alkoholembryopathie u. a.) Nasenrachenstörungen entwikkeln, die *Aurum* oder *Elaps corallinus* benötigen.
Ein vegativ überreiztes Kind (durch Droge, nach Sectio etc.) kann durch Luftzug oder paradox bei Wärme die gleiche Nasenbehinderung entwikkeln und *Nux vomic* benötigen.
Für *Lycopodium* sprächen die einhergehende Blähungsdramatik, der Ikterus prolongatus und die Übellaunigkeit beim Erwachen. Bei *Pulsatilla* wechseln die Zustände, Wärme verschlechtert eher die Bedingungen, und immer beim Hinlegen kommt es zu einer Krise. Morgens beim Erwachen ist die Nase vollständig verschlossen und löst sich erst mit Niesen. Dulcamara, Sambucus und Sticta stelle ich vor.

Bittersüß
Fam. Solanaceae, Nachtschattengewächse

Auch Wasserwinde genannt wegen ihres bevorzugten Standortes in der Feuchte. Historisch geschätzt als harntreibendes Mittel und zur Hautbehandlung.

Erscheinungsbild:

Als klassischer Vertreter der Sykosis steht zentral die Superempfindlichkeit und Verschlechterung durch kalte Feuchte: Sobald die Behaglichkeitstemperatur dieses Menschen durch Kalt- oder Kaltfeuchtlufteinfluß gestört wird (insbesondere nach vorangegangener Erhitzung), verstopft die Nase, Niesreiz entsteht, ein heftiger Kopfschmerz, Hustenreiz, evtl. Stuhl- und Harndrang setzen ein mit nachfolgenden gelben Schleimsekretionen. So sorgen sie immer peinlich genau vor, daß sie es warm haben oder legen sich heiße Kompressen ins Gesicht.
Im Wesen sind sie egozentrisch und willensstark, wollen andere dominieren oder erpressen mit ihren Krankheitserscheinungen oder der Kälteempfindlichkeit. Sie sind launisch und berechnend und können sehr zornig werden.
Bei und nach Erkältungen sieht man typische sykotische Hautveränderungen (wunde Stellen im Gesicht, Herpes simplex, Warzenentwicklung (flache-weiche-große).

Leitsymptome:

- < feuchte Kälte, Regenwetter, Wetter-/Temperaturwechsel von warm → kalt, im Winter, im Spätsommer
- > Wärme und Bewegung
- Nasenverstopfung, sobald abgekühlt
- Urtikaria durch Naßkalt
- großer Durst auf kalte Getränke
- kalte, feuchte Hände mit großen, weichen und flachen Warzen auf dem Handrücken
- Schleimhautabsonderungen dick-gelb-eitrig-übermäßig

Anwendung:

(In häufiger Verwechslung mit Calcium Carb.)

Gynäkologie:

- Hauterscheinungen im Gesicht als Vorboten der Menses, Nesselausschläge vor / während der Menses

- Menses spät-kurz-spärlich und leicht unterdrückbar durch Erkältung
- nach jeder Erkältung Herpes simplex / genitalis und Brustschmerzen

Schwangerschaft
- Abort durch feucht-kalt (Kellerarbeit, Temperaturextreme)

Wochenbett:
- Lochien unterdrückt durch feucht-kalt
- Milchmangel durch feucht-kalte, empfindliche, wunde Brustwarzen

Neugeborenes/ Säugling:
- hartnäckiges Schniefen oder Nasenverstopfung des Kindes schon durch die geringste *Kälte*einwirkung!
  (Auf Hinweise von den Eltern bezüglich deren sykotischer Belastung achten!). Wärme bessert sofort!
- Pemphigus/ kleinblasige ausbreitende Dermatose in der Nabelgegend

Wo noch?
- Heuschnupfen / Asthma durch feucht-kalt
- Kälteurtikaria

67. Sambucus Niger

Schwarzer Holunder
Fam. Caprifoliaceae – Geißblattgewächse

Phytotherapeutisch bewährt zur Schweißtreibung (Blüten) und als Diuretikum (Beeren)

Erscheinungsbild

Das Kind schläft in die Krise hinein und erwacht (0.00–4.00 Uhr) mit Atemnot durch eine völlig verstopfte Nase, erschwertes Ausatmen, Luftschnappen, bisweilen Blauverfärbung mit roten Flecken im Gesicht, mit Unruhe und Angst. Die Füßchen sind eiskalt, und über dem ganzen Körper kann ein profuser Schweiß auftreten. Tagsüber ist das Kind ärgerlich und gereizt und sehr schreckhaft. Beim gewöhnlichen Ausatmen kann ein seufzendes Begleitgeräusch auftreten.

Leitsymptome:

- trockene Nasenverstopfung in der Ruhe und beim Stillen
- einzelne lokalisierte Ödeme (= gestörter Wasserhaushalt), spärlicher Urinfluß
  $<$ in der Ruhe, im Schlaf, nach Mitternacht
  $>$ in der Bewegung durch Wärme

  - wenig Durst!

Potenz:
D4, C6

68. Sticta Pulmonaria

Lungenflechte
Fam. Stictaceae

Eine moosartige, gelappte Flechte, die auf dem Ahornstamm wächst. Sie hat das Aussehen einer teilentfalteten Lunge, ist daher so benannt und hilft auch vorzüglich bei Atemwegserkrankungen!

Erscheinungsbild:

Nach plötzlicher Abkühlung konzentriert sich diese Störung an der Nasenwurzel (Völlegefühl) in Begleitung mit einem dumpfen Stirnkopfschmerz. Mühselig und fortwährend wird versucht, die (trockene) Nase freizuschneuzen, was nicht gelingt. Hieraus entwickelt sich eine Trübung des Bewußtseins („Gefühl, als ob man in der Luft schwebt“, Gedankenverwirrung) und ein nachfolgendes, stufenweises Tiefertreten der Erkrankung in den Brochialbereich (fortwährender Reizhusten bis zur Erschöpfung nachts im Liegen).

Leitsymptome

< abends, nachts, im Liegen
durch Einatmung, kalte Luft (nach Abkühlung)
plötzliche Temperaturänderungen
> sobald die Nase absondert, morgens in Bewegung
– Rheumatische Begleitbeschwerden (Halswirbelsäule re, Schultergelenk, Knieschwellung / Bursitis)

Anwendung:

Akute kältebedingte, trockene Nasenwurzelverstopfung des Säuglings

Wo noch?

- nächtlicher Reizhusten hält schlaflos, typisch nach Masern
- Sinubronchiales Syndrom
- Bursitis praepatellaris
- Synovialcysten am Handgelenk

Potenz:
D4, C6

E. Der Neugeborenenikterus

Die kindliche Gelbsucht,
der Ikterus neonatorum,

behindert in unerfreulicher Weise die 1. kindliche Lebenswoche und belastet die Mutter-Kind-Beziehung: die Phototherapie als einzige allopathische Maßnahme vor dem Blutaustausch ist in der Regel an eine Klinik gebunden und macht die Mutter abhängig. Folglich gilt es, alle Faktoren zu beeinflussen, die mithelfen, die Phototherapie überflüssig zu machen. Schwer beeinflußbar bleiben die ABO-Blutgruppen-Konstellationen. Durch die Erfassung rhesusnegativer Mütter und konsequente Anti-D-Antikörperbindung, ist der schwere Kernikterus verschwunden. Das Ikterusproblem hat sich beruhigt. Das Schlüsselorgan ist die kindliche Leber, die bei relativer Unreife die Bilirubinbildung zu bewältigen hat. Dieser Stoffwechsel-Prozeß ist hochgradig von Energie bzw. von Sauerstoff abhängig und wird beim Ikterus überfordert. Daher müssen die Belastungen des Stoffwechsels neben der Bilirubinbildung möglichst gering gehalten werden. Dazu zähle ich aus meiner Erfahrung in erster Linie das Vermeiden von allopathischen Arzneien (toxische Belastung) und eine möglichst sanfte Entbindung (Energiereserve!) Erstere Belastung erfordert aus homöopathischer Sicht Nux. vom (Betäubungs-Beruhigungsmittel), Opium (Opiate) oder Sulfur (antiinfektiöse Arzneien), letzteres eine einfühlsame und geduldige Geburtsbegleitung unter Ausschöpfung aller reiztherapeutischen Möglichkeiten (Homöopathie, Akupunktur, physikalische Anwendungen etc.).
Von hier aus gesehen wird es sinnvoll, dem Kind bei den Problemen der ersten Lebensminuten zu helfen, am häufigsten mit *Aconit*. Dieses ist das 1. Mittel für Folgen von plötzlicher Abkühlung, Grundlage des Geburtsschocks und bewährtes Mittel für die kindlichen „Startprobleme“ wie auch dem frühen Ikterus. Danach folgt häufig *Sulfur*, wenn das Kind vital ist, gut trinkt und Hautunreinheiten zeigt (siehe dort!).
Vielfach eingesetzt werden die „Leber-Galle“-organotrophen Pflanzen: *Chelidonium majus* (Schöllkraut), *Carduus marianus* (Mariendistel), „Leber-Niere“-organotrop: *Berberis vulgaris* (Sauerdorn) und *Solidago virga urea* (echte Goldrute) sowie *Petrosilineum* (Petersilie, z.B. 1 Handvoll Krause *ohne* Stiele auf 1 Liter Wasser 30 Min. köcheln) und Maishaar (1 Teelöffel pro Tasse) mit harn- und galletreibenden (also ausscheidungsfördernden) Wirkungen in unterschiedlichen Konzentrationen (D1-D6 in der Regel). – Man muß in jedem Falle bedenken, daß dem Kind Gefahren bei dem früh einsetzenden Ikterus am 1. und 2. Lebenstag

drohen (jeweils abhängig vom Geburtsgewicht, Geburtskonflikten etc.), und daß später die Blut-Hirnschranke gegen Bilirubinaufnahme reift und „dichter" wird (ab 3./4. Tag). Bilirubinserummessungen sind Konzentrationsmessungen, folglich spielt das Verteilungsvolumen eine große Rolle: das Kind benötigt einen intakten Einfuhr- und Ausfuhrmechanismus, damit es gefahrlos diese Klippe übersteht. Sichtbarer Ausdruck der ausreichenden Kompensation der Bilirubinbelastung sind eine gute Trinkaktivität, normale Ausscheidung, allgemeine motorische Normotonie und unauffälliger Schlaf-Wach-Rhythmus. Bei diesen Kindern ist ab dem 4. Tag der Ikterus belanglos und ungefährlich. Es können dann Blutproben, Klinik und Phototherapie entfallen. Diese Gelbsucht kann aber Ausdruck bzw. unspezifisches Symptom irgend einer anderen Störung im Kinde sein.

Eindeutig entschieden ist, das ikterische Kinder voll gestillt werden sollen, auch wenn der Ikterus dabei ansteigen kann. Unterstützend kann auf optimale Warmhaltung und Reizabschirmung (Besuche im Wochenbett!) geachtet werden. Jedes Bad sollte eine Woche lang unterlassen werden (Auskühlung = Streß). In unerfreulicher Weise verschärfen Vitamin-K-Injektionen den Ikterus, da dieses K-Vitamin als fettlösliches die Leber belastet.

Zum wichtigsten Mittel des gefährlichen Frühikterus (eher durch Begleithämolyse bei Blutgruppen [Rhesus-Konstellation bedingt]) wird *China offic.* (siehe dort) und muß häufig verabreicht werden (ab C30 aufwärts)! Der Ikterus prolongatus (und als gutes Folgemittel von China) wird *Lycopodium clavatum* häufig benötigt.

In seltenen Fällen wird man an *Chamomilla* und *Bryonia* denken. Wichtiger – weil häufiger – ist *Natrium sulfuricum.*

69. Natrium sulfuricum

„Sal mirabile", 1658 nach Glauber benannt (Glaubersalz) mit abführender Wirkung.
Verbindung der Eigenschaften von Natrium (Wasserbindung) mit der Stoffwechselaktivität von Sulf. zu einem eigenständigen sykotischen Bild.

Erscheinungsbild:

Klassische sykotische Arznei mit der Leitidee: „Hochwasser in den Abwasserkanälen": Ein Zuviel an pathologischen Sekreten (besonders der Atemwege und der Verdauung) belastet und zeichnet diesen Menschen, so daß sie keine zusätzliche äußere und innere Feuchte mehr ertragen können. Sie spüren schon 1–2 Tage im voraus einen Wetterwechsel zur Feuchte / Regen („Barometerrheumatismus"), bekommen Atemnot/ Asthma bei Feuchtheißbedingungen, Durchfall bei feuchtem Wetter und auf Obst und träumen von zu viel Wasser und vom Untergehen darin. Man sieht ihnen den gestörten Wasserhaushalt (gedunsenes Gesicht, Ödeme, geschwollene Beine) und den gestörten Stoffwechsel (Cellulitis, ungesunde Haut mit Warzen/ Molen, evtl. Fettsucht) an. Sie klagen über Rumpeln und Kollern im Darm (man hört es auch) und morgens nach dem Frühstück, nachdem sie mit Blähungsgetöse ihren übelriechenden, breiigen Stuhl losgeworden sind, geht es ihnen besser. Die Nacht war unruhig und gestört.
Tagsüber gehen sie energisch ihren Aufgaben nach, schonen sich nicht, sind verantwortungsvoll und pflichtbewußt, bis zur Rücksichtslosigkeit wollen sie die Ersten sein – meiden Kontakte – aber geraten (bei Musik, in der Dämmerung) derart schwer in depressive Gegenstimmungen, daß sie bereit sind, sich das Leben zu nehmen, was sie aus Pflichtbewußtsein gegenüber den Angehörigen dann doch nicht tun.

Leitsymptome:

< durch Feuchtigkeit, morgens vor Frühstück, nachts bis 0.00 Uhr, linke Seite
> nach dem Stuhlgang, rechts liegen, Trockenheit

- bitterer Mundgeschmack, braun-gelber Zungenbelag
- Morgendurchfall (nach den ersten Bewegungen morgens nach der 1. Speisezufuhr)
- spritzender Stuhlabgang mit gleichzeitigem Blähungsabgang
- schmerzhafte Empfindlichkeit des rechten Oberbauches (Leber)
- Gemütsveränderungen nach Kopfverletzungen
- rote Molen, rotgefärbte, unregelmäßige Warzen

Anwendung:

Gynäkologie:
- Zustand nch Gonorrhoe!
- Menses: reichlich-klumpig-lang
- rezidivierende Vulvitis
- Fluor: grün-gelb, dicklich, wundmachend
- Kondylome
- während Menses: Nasenbluten, Frost 16–20.00 Uhr, Bauchschmerzen
- Darmerkrankungen, Glomerulonephiritis, Diabetes, Fettsucht
- Venenthrombose

Kind:
- Ikterus neonat. (berührungsempfindliche, geschwollene Leber), aufgetriebener Leib, morgendliche Durchfälle (gelb-wäßrig) in großer Menge mit Blähungen abgehend, oft beim 1. Wickeln! Unruhig in Linksseitenlage! Trinkt schlecht! Heftige Darmreaktion, wenn die Mutter Obst ißt! (Eltern mit sykotischer Vorgeschichte, Warzen, Kondylome, Gonorrhoe, Diabetes, Rheuma u. a.)

Wo noch?
- Asthma der Kinder (häufig!)
- Gallensteine

F. Schlafstörungen, das unruhige Kind

Die ersten Lebenstage der Neugeborenen sind bestimmt von den Umstellungsvorgängen, die das Leben außerhalb des Mutterleibes erfordern. Im Uterus hatte das Kind bereits einen Schlaf-Wach-Rhythmus, der nun durch die Vorgänge um die Geburt herum gestört worden sein kann. Eine häufige Ursache früher kindlicher Unruhe kann in der übermäßigen Gefühlserregung der Mutter liegen, die auch das Kind erfaßt: für diese Zustände bietet sich *Coffea* an (hier folgend!). Die „Berufsschreier" im Säuglingszimmer sind verdächtig *Lycopodium*- oder *Magnesium* carbonicum-bedürftig. Völlig paradoxe Schlaf-Wach-Rhythmen beobachten wir bei den *Nux vomica*-Kindern, insbesondere nach vorausgegangener Tokolyse- oder Betäubungsmittelbehandlung. Atmungsstörungen können zu Unruhe mit Zittrigkeit und Krampfneigung führen, wofür wir *Aconitum* oder *Cuprum* parat haben. Unruhe ist Leitsymptom von Schmerzzuständen: wenn diese durch Quetschung oder Verletzung bedingt sind, können *Arnika* oder *Hypericum* angezeigt sein. Entzündliche Erscheinungen (entzündete Brust, Panaritium u.a.) erfordern häufig *Chamomilla, Belladonna, Bryonia* oder *Hepar sulfuris.*
Hier können nur die vordergründigen klinischen Aspekte erwähnt werden. Wegen der intensiven Mutter-Kind-Nähe so kurz nach Trennung voneinander sollte bedacht werden, daß häufig dem Neugeborenen das gleiche Mittel hilft, das soeben auch der Mutter zur Lösung ihrer Probleme gut getan hat oder anders betrachtet: bei der Arzneiwahl für das Kind steht uns als Informationsquelle auch die Mutter zur Verfügung, und das sollte nie übersehen werden!

Frucht des Kaffeebaumes
Familie Rubiaceae

Daß Kaffee das Nervensystem erregt mit Puls- und Atembeschleunigung wie auch Ausscheidungssteigerung von Niere, Blase und Darm bewirkt, ist wohlbekannt angesichts des extrem hohen Konsums in allen industrialisierten Ländern. Weniger bekannt ist, daß mehr als zwei Tassen pro Tag zum Gesundheitsrisiko (Herz-/Kreislauf!) werden. Mit Kaffee hält sich der „moderne" gestreßte Mensch in Schwung. Daß Kaffee eine Droge mit Abhängigkeit und (wenn auch geringem) Suchtpotential ist, macht eine Entziehung deutlich mit 14 Tagen depressiver Symptomatik. Wegen der vegetativen Effekte (besonders den Schlafrhythmus störend) sollten stillende Mütter, und wegen der Nierenwirkung Schwangere grundsätzlich auf Kaffee verzichten. Aus homöopathischer Sicht muß er grundsätzlich verboten werden wegen seiner generellen antidotierenden Wirkung. Eine Coffea-„Arzneiprüfung" macht jeder sensible Kaffeetrinker.

Erscheinungsbild:

Charakteristisch sind die allgemeine Sensibilitätssteigerung (mit gesteigerter Schmerzempfindlichkeit) und die Unfähigkeit, Erregungszustände abzufangen und zu „verdauen": ein Freudeerlebnis z. B. hindert sie dann, Schlaf zu finden (quält sich herumwerfend im Bett mit Ideenandrang und ungewöhnlicher Erregung) bis hin zur Ohnmacht oder Krämpfe durch plötzliche Gemütserregungen als Ausdruck ihrer vegetativen Dysregulation. Der Gesichtsausdruck zeigt Erregung (Röte, heiße Wangen, Pupillen erweitert), das Auffassungsvermögen ist geschärft und eine körperliche Unruhe mit erhöhter Nervosität und innerem Frösteln herrschen vor. In der Gegenphase entsteht Dumpfheit, Schläfrigkeit, Mattigkeit und nervöse Gereiztheit.

Leitsymptome:

- allgemeine Erregung und Überempfindlichkeit *aller* Sinne bis zur Ekstase
- Unerträglichkeit von Schmerzen, die zur Verzweiflung treiben mit Weinen
- Beschwerden durch übermäßige Freude
- Schlaflosigkeit durch übermäßige (geistige) Erregung
- inneres Frösteln bei äußerer Hitze mit Herzklopfen
- Nagelkopfschmerz einseitig (bes. nach Erregung / Geistesarbeit, < in frischer Luft)

- < durch Gemütsreizung, Narkotika, kalte Luft, nachts
- > Liegen, Wärme (außer: bei Zahnschmerzen bessert Kaltes)

Anwendung:

Für die Folgen von Kaffeegenuß sind eher Nux. vom, Ign. oder Cham. geeignet. Coffea bietet sich an für die (Ekstase-) Zustände um die Geburt herum.

Gynäkologie:

- Sterilität
- übermäßige Erregbarkeit des Sexualtriebes
- wollüstiges Jucken und übermäßige Vulvaempfindlichkeit
- Menses zu früh und zu lang anhaltend

Schwangerschaft:

- Abort mit Todesfurcht

Geburt:

- (Todes-)Furcht während der Geburt (während der Wehen)
- Verzweiflung während der Geburt!
- wenn Acon nicht geholfen hat
- während der Wehen geräuschempfindlich
- Hitzewellen im Gesicht bei Wehen
- Ohnmacht bei den Wehen
- Rückenschmerzen während der Wehen
- bewährt für die hochgradige Erregung in der letzten Phase, wenn der Kopf auf dem Damm steht und diesen auswalzt!

Wochenbett:

- *schlaflos* nach den Wehen (freudige Ekstase)
- Geräuschüberempfindlich (leicht weckbar)
- Weinen vor Freude (im Wechsel mit Lachen)
- unerträgliche Nachwehen (innerer Frost und äußere Hitze)
- reichliche Lochien
- Fieber im Wochenbett
- Krämpfe im Wochenbett
- Ohnmacht im Wochenbett

Stillen:

- Milchmangel (typisch bei Fieber!)

Neugeborenes/ Säugling:

- Schlafstörung mit Aufschrecken bei geringsten Geräuschen (nachts munter wie am Tag)
- Erregung übergroß bei kaffeetrinkender stillender Mutter/ bei Gemütserregung der Mutter

G. Blähungskoliken

Sobald das Neugeborene zum „Säugling“ wird, d.h. Brustmilch oder Flaschennahrung regelmäßig zu sich nimmt (wobei homöopathische Behandlungen zum Ziel haben sollten, daß *alle* Mütter ihre Kinder stillen!), fängt es an, mit dem Bauch zu „sprechen“: Unregelmäßigkeiten in der Nahrungsaufnahme (Erbrechen, Aufstoßen), in der Nahrungsverwertung (Gärung, Fäulnis, Blähungen, Koliken) und in der Stuhlausscheidung stellen eine Befindensäußerung, eine Art frühkindliche Willensäußerung („Sprache“) dar. Mit den Koliken wird die das Kind versorgende Umgebung massiv gezwungen, sich Gedanken über das kindliche Befinden zu machen und für den allgemeinen Frieden hier Abhilfe zu schaffen. Bekannte Hausmittel sind alle Kräuter, die dem Brotteig gern zugesetzt werden (weil frisches Brot aus Erfahrung sehr zu Blähungsbeschwerden führt): Kümmel, Koreander, Anis und Fenchel. Diese Substanzen können als Öle aufmassiert, als Tee getrunken, als Kräuter verzehrt (Samen gekaut) oder in konfektionierten Phytotherapeutika (z.B. Carminativum Hetterich ®) eingesetzt werden (bei dem Kind *und* der stillenden Mutter gemeinsam!). Aus homöopathischer Erfahrung werden wir zunächst die (stillende) Mutter behandeln: ihre Eßgewohnheiten, ihre Lebensbedingungen, ihre physische und psychische Verfassung und ihren Umgang mit dem Kinde müssen betrachtet werden. Krankhafte Zustände sollten abgestellt oder behandelt werden. Danach erst werden wir dem Kind eine homöopathische Arzneibehandlung zumuten. Für akute Hilfestellungen benötigen wir meistens *Colocynthis, Belladonna, Bryonia, Dioscorea, Chamomilla, Cuprum* und die *Magnesium-Salze*. In der 2. Linie, bei rezidivierenden massiven kindlichen Koliken finden wir ein Simillimum zumeist in folgenden Arzneien: *Nux. vom., Pulsatilla, Lycopodium, Sulfur, Calc. phos., Calc. carb., Staphisagria, Ignatia, Veratrum album, Stannum, Thuja* oder *Carbo vegetabilis*. Sollte der Zustand hartnäckigst anhalten, denken wir (in 3. Linie) an die („Erb“-)*Nosoden: Psorinum, Medorrhinum, Syphilinum, Tuberkulinum, Carcinosinum*, für deren Einsatz Informationen aus der Familie notwendig sind. Zwar klingen die Koliken erfahrungsgemäß mit dem 4. Lebensmonat wieder ab, dennoch kann die Zeit bis dahin zum Martyrium werden und eine Fortsetzung der Probleme ist häufig beobachtbar. Die Aussichten auf Erfolg von Anfang an in der oben angegebenen Vorgehensweise sind sehr groß.

Interessanterweise sind die bewährten Kolikmittel zugleich bedeutende Arzneien für die Zustände von Zorn und Ärger: *Cham.* produziert regelrechte Wutanfälle wegen der Überempfindlichkeit auf Schmerz jeder Art, und der Stuhl sieht aus wie gehackte Eier, *Bryonia* ist launisch und verträgt überhaupt keine Störungen, der Stuhl bleibt eher, wo er ist, *Belladonna* streckt sich und zeigt sich instabil mit sichtbaren Colonkontrakturwellen und gesteigerter Empfindlichkeit bei Kongestion. *Cuprum*-Krämpfe halten das Kind in beängstigender Unruhe, es schreit schrill und hat eiskalte Extremitäten.

71. Colocynthis

Citrullus Colocynthis, Koloquinte oder Bittergurke
Fam. Curcubitaceae – Kürbisgewächs

In Nordarfrika früher als Abführmittel genutzt.

Erscheinungsbild:

Zugrunde liegt ein lebensaktiver Mensch, der sich um zu viele Dinge kümmert. Sein Einsatz und er selbst sind verbissen, er meckert viel, ist unzufrieden, und die Umgebung fühlt sich schnell provoziert. So liegt ständig Ärger in der Luft und der cholerische Charakter kann sich deutlich hierzu äußern: in Wut und Zorn! Doch schlägt es ihm dann auf die Nerven (Neuralgien, Ischialgie) und die Verdauung (Koliken, Durchfälle) in ungezügelter Plötzlichkeit und Heftigkeit (ähnlich wie Schneider Böck im „Max und Moritz“ von Wilhelm Busch). Sie essen gern und zu viel, neigen zu Gicht und Steinbildung, was zu dramatischen Koliken vom Colocynthis-Charakter führen kann (heftig und plötzlich zum Sichkrümmen zwingend!).

Leitsymptome:

- Krampfkoliken durch Ärger/ Zorn oder Kälteeinwirkungen (besonders zu heißen Jahreszeiten!)
- Bei Schmerzen schrilles Geschrei und Ruhelosigkeit und will allein sein!
- > durch harten festen Druck, Zusammenkrümmen und lokale Heißanwendung
- < durch geringstes Essen und Trinken, abends in der Bettruhe (21.00 Uhr), linke Seite (Ischias: rechts!)

Unverträglich: Kartoffeln, Mehlspeisen und kalte wäßrige Früchte

Anwendung:

Ein häufiges Akutmittel (in chronischer Nux-vomica-Atmosphäre) im Zusammenhang mit Ärger und Geschäftssorgen. Typisch sind Bewegungs- und Kaffeeverlangen.

Gynäkologie:

- Ovarialneuralgie (besonders links), Ovarialcysten
- Dysmenorrhoe: plötzlich beginnend *mit* der Blutung mit viel Jammern, Stöhnen und Ruhelosigkeit
  > sich krümmen und warme Auflagen

Schwangerschaft:
- Bauchschmerzen > nach Stuhlgang
- Gefühl, als ob eine Hernie entstehen will
- Durchfall, Hämorrhoiden

Wochenbett:
„Lochialkolik“ durch Ärger oder Kälte

Säugling:
- *Blähungskolik* durch geringste Nahrungszufuhr, in Wellen ablaufend, Krisen in 5-Minuten-Abständen, lautes schrilles Schreien mit Ruhelosigkeit und Bauchlage-Verlangen. Die Mutter macht gute Erfahrungen im Legen des Kindes über ihre harte Schulter (> harter Druck!). Die kindliche Grundstimmung ist gereizt (ballt die Fäuste, zieht die Glieder zusammen, verzieht das Gesicht, wälzt sich, bäumt sich auf).

Wo noch?
Gallen- und Nierensteinkoliken

72. Dioscorea villosa

Yamswurzel
Fam. Dioscoreaceae

Für Spasmen und abdominale Koliken.

Leitsymptome:

- Bauchkoliken, in regelmäßigen Paroxysmen, weit in die Peripherie ausstrahlend (Extremitäten)
- Flatulenz, Aufstoßen, Schluckaufneigung
- Durchfall morgens, treibt aus dem Bett

- < Vorwärtsbeugen, beim Wiegen, abends/nachts
- > *Rückwärtsbeugen,* Aufrechtstehen, Druckbewegung

Gynäkologie:
Dysmenorrhoe

Säugling:
Blähungskoliken, überstreckt sich dabei! (Aufrechthalten bessert)

Wo noch?
Gallen-, Nierenkolik

73. Magnesium carbonicum

Magnesium ist zu 99 % intracelluläres Element (zusätzlich mit Kalium), bedeutend für das Vegetativum, für die Funktion von Nerven, Muskeln, Verdauung, Herz und Blutgefäße; zentrales Element des Chlorophylls (wie Fe.im Hb), d.h., die Pflanze „atmet“ mit Magnesium (Photosynthese). Sie wandelt Licht und CO^2 in Glucose und O^2. Mg.-Mangel (durch „moderne“ Ernährungsgewohnheiten [d.h. zu viel Fleisch- und Fettverzehr, Tiefkühlkost, Konserven, Alkohol], Lichtmangel und Streß allgemein) führt zu erhöhter Reizbarkeit, vorzeitigen Wehen, Frühgeburtneigung und niedrigerem Geburtsgewicht.

Erscheinungsbild:

Magnesium-Patienten sind leicht erschöpfbar, muskel- und abwehrschwach, frostig, erkältlich, nervös und gereizt (schnell „sauer“)! Ihr Schlafrhythmus ist gestört: tagsüber müde und schläfrig, besonders nach den Mahlzeiten, abends „blühen“ sie auf, um dann ab 3.00 Uhr schlaflos im Bett zu liegen, morgens beim Erwachen nicht erfrischt und kann vor 10.00 Uhr nichts essen. Eine gestörte Leberfunktion hält sie energieschwach und drückt sich aus in mattgelbkolorierten Gesichtszügen und in gelbem Zungenbelag. Sie neigen zu Krämpfen und Neuralgien. Es mangelt ihnen grundlegend an Stabilität im Vegetativum (= „dem Pflanzlichen“, das durch Mg. repräsentiert wird, mit seinen Qualitäten grün-sonnenbelichtet – wie selbstverständlich sich hingebend), sei es durch Fehlernährung, Streß, Zivilisationsschädigung oder durch Verwechslung von Glück mit Geld. So wirken sie matt, lebensschwach und glücklos und können für ihre Kinder keine Nestwärme schaffen.
Sie sind „sauer“, riechen sauer, stoßen sauer auf und leiden unter der Übersäuerung ihrer Lebensbedingungen (Umwelt).

Leitsymptome:

- saurer Geruch der Ausscheidungen (Aufstoßen, Schweiß, Stuhl)
- Trockenheit (Haut, Haare, Augen, Nase, Husten, Mund, Stuhl) und Verlangen nach trockenem Brot
- Erkältlich, Folge von kaltem Wind/ Luft, Wetterwechsel, Folge von abendlicher Abkühlung (Immunschwäche!)
- Dauerndes Verlangen zu Räuspern, chronische Verschleimung, chronische Tonsillitis/ Mandelpfröpfe mit üblem Mundgeruch
- (Zahn-)neuralgische Gesichtsschmerzen < nachts
  > Bewegung
- lebhafte, schwere Träume: von Wasser, Tanzen, Geld, Glück, Krankheiten

- hypochondrische Angst vor Krankheiten
- Hautsymptome wie Sulfur (< Bettwärme, warmes Bad, Jucken, nässende Ekzeme u. a.)
- Verlangen nach Fleisch, sauren Speisen, Bohnenkaffee, kalten Getränken
- Abneigung von Gemüse, warmen Speisen
- Unverträglich: Milch (Durchfälle!)

– Modalitäten:

< in der Ruhe, in der Bettwärme, Berührung, Kälte, frühmorgens (3–5.00 Uhr)

> Bewegung, im Freien, warme Luft, abends, Wärmeanwendungen lokal

- Periodizität alle 3–4 Wochen

Stimmung:
- polare Gegensätze → Arbeitslust euphorisch oder
  → Arbeitsunlust/ Last/ schwerfällig

Anwendung:

Magnesiumbedürftige Frauen sind durch Tagespflichten oder Sorgen genervt und überreizt. Neben der Versorgung der Familie sind sie belastet durch Geldangelegenheiten oder Nachtarbeit.

Gynäkologie:
- Frösteln und Reizbarkeit vor der Menses
- Menses: zu früh (alle 3 Wochen) – zu stark, pechschwarz und dick und fließt nur nachts/ bzw. im Liegen!
- Halsschmerzen während der Menses

Schwangerschaft:
- saures Erbrechen (verlangen Fleisch, kaltes Wasser, Brot Abneigung: Gemüse [seitdem sie schwanger ist], Milch)
- Sodbrennen
- Zahnschmerzen
  < nachts, in der Ruhe (besonders beim Weißheitszahn!)
- Gesichtsschmerzen
- Wadenkrämpfe nachts
- Lumbago
- Zustände von Überreizung
- Schlafstörungen
- morgens Schwächegefühl („wie wenn sie die ganze Nacht gearbeitet hätte"!)
- weint viel (wegen mangelndem Glücksgefühl!)
- Angst, sie hätte zu wenig Vitamine für ihr Kind!

Säugling:
Entweder Symptome durch übermäßige Fürsorge oder (häufiger) Vernachlässigung (durch Berufstätigkeit der Eltern)/*Heimkinder*

- gedeiht nicht wegen Leberproblemen
- schaumig-grüne Stühle („wie Froschlaich"), sauer riechend mit kolikartigen Blähungsschmerzen > sich krümmen, Druck
  < abends, Berührung
- Schwäche, kann den Kopf nicht halten (muskuläre Hypotonie!)
- Schlafstörung (< 3–5.00 Uhr)
  (mißlaunig die ganze Nacht, nach Hinlegen, in der Ruhe und Stille der Nacht, nerviges Geschrei in täglicher Gewohnheit!), tagsüber schläfrig, bei Magnesium-Thematik der Eltern (fehlende Nestwärme)
- Cardiainsuffizienz, saures Erbrechen

Kleinkind:

- Eifersucht bei Kindern (wenn das 2. gekommen ist)
- Beschwerden durch Muttermilch! (Diarrhoe)
- trockene, kupferfarbene Kopfschuppen (Milchschorf)

Kombination von

- Obstipation und Perianalhautentzündungen und nächtliches Schreien

oder: Diarrhoe/ unverdaut, Erbrechen von geronnener Milch und nächtliches Schreien

Wo noch:

- Enzym-Krankheiten
- Katarakt (Mg. fluor)

im Vergleich zu Magnesium Carbonicum *weitere Magnesium-Salze (74 und 75).*

- *Lebermittel* mit mehr Trockenheit als Mg. carb.
- kolikartige Schmerzen nach dem Stillen
- sehr empfindsam, friedliebend, ertragen keinen Streit, fühlen sich für den Familienfrieden verantwortlich, pflichtbewußt! (Blähungskoliken der Säuglinge, wenn die Eltern sich streiten!)

- Schlafstörungen:
  verdrießlich/ wie gequält, schlaf- und ruhelos, sobald *hingelegt!* Morgens unerfrischt, konfus, dumpf!
- bevorzugte Schlafseite links (< rechts liegen)
- Gliederzucken beim Hinlegen, wie von elektrischen Schlägen

Modalitäten wie Mg. carb.,

aber noch magerer, trockener und älter aussehend und < durch Salz, und < am Meer, extremes Verlangen nach Süßem! Verlangen nach Gemüse.

Anwendung:

- eher in der Zahnungszeit der Säuglinge
- wenn viel Kummer beteiligt ist!

(Die Muriaticum-Salze sind trockener, salzsensibel und empfindsam-introvertiert.)

– für Neuralgien und Krampfschmerzen
  > durch Wärme / heiße Umschläge!
  > mäßiger Druck (liegen auf kranker Seite)

  < durch Bewegung!
  < durch Kälte / Kaltbaden / Kaltluft
  < Schmerzen auf der *rechten Seite*

– die neuralgischen Schmerzen sind oft blitzartig heftig, plötzlich da – plötzlich weg!
  in Anfällen, wechseln gern den Ort!

Anwendung:

– Bauchkrämpfe, Bauchkoliken der Säuglinge > Massage des Bauches!
– akuter Tubenkatarrh, akute Otitis med. der Kinder
  (Beginn ohne Fieber nach kalt!)

– Dysmenorrhoe (drückt sich ein Kissen auf den Bauch)
  (die Schmerzen sind *vor* der Blutung und hören auf, wenn die Blutung beginnt!)
– Ovarialneuralgie rechts (> Wärme!)

(Die Phosphor-Salze sind die belebten, aktivierten Salze)

Hinweise:
Magnesium phosphoricum aus Erfahrung nicht in den ersten 3 Schwangerschaftsmonaten verabreichen (Abortgefahr!)

Pflanzenkohle (von Buche und Birke)

Gewonnen durch erstickende Verbrennung mit Restbrennwert. In erster Linie ist das Wasser entzogen, und zurück bleibt ein schwarzes, brüchiges Kohlenstoffgerüst. Nutzung zum Feuern, „Grillen" und Absorbieren von Feuchte und Fäulnis.

Erscheinungsbild:

Allgemeiner Vitalitätsmangel infolge ungenügender Sauerstoffversorgung (erstickende Atmung) oder Gas-/Giftbelastung (*innerlich:* Blähungen durch unvollständige Verbrennung, Intoxikationen, *äußerlich:* Smog, CO^2-Belastung) führt zu Blässe und Kälte („wie scheintot"), eiskalten Beinen (abwärts vom Knie), Trommelbauch und Lufthunger. Das venöse System ist gestaut (Varizen, blaue Verfärbungen, marmorierte Haut, passive schwarze Blutungen) und eine Spannung vom Bauchraum her drückt auf das Zwerchfell, erschwert die Atmung, so daß Hinlegen unmöglich ist. Der Geist ist wie benebelt, schwerfällig bis zur Gleichgültigkeit, ein Dahindämmern!
Allgemein sind diese Menschen zu dick. Sie essen abends zu spät, zu viel und zu schwer (Fett, Fleisch), erwachen nachts mit Problemen ihrer Atmung und Verdauung, werden morgens nicht wach und sind träge, tagsüber faul und müde. Mit etwas Energie sind sie fähig, sich zu wärmen und zu stimulieren (mit schwerer Nahrung, Kaffee oder Frischluft), bis daß sie sich wieder ihrer Lethargie hingeben und „eindämmern".

Leitsymptome:

- keine Erholung nach akuten Krankheiten (Grippe, Lungenentzündung u. a.), Vitalitätsverlust nach Unfällen, nach großen Anstrengungen, nach Säfteverlusten
- Kälte/ Kälteempfindlichkeit (Hände, Beine/Füße, Atem, Nase, Mund, Gesicht) bei venöser Stauung und Atemstörungen
- leichtes Erröten durch kleinen Reiz, durch Alkohol
- brennende Empfindungen / Schmerzen
- chronische Eiterungen/ Katarrhe (mit Krustenbildung, Granulationen) und wundmachende (faulige) Absonderungen.
- Gewichtgefühl, Gefühl von Last (auf Kopf, Augen, Brust)
- langsames Denken/ hört alles, aber reagiert auf nichts!
- geistige Schwerfälligkeit, Unentschlossenheit, Gleichgültigkeit
- $<$ durch Hinlegen, nach dem Essen, im Dunkeln, nach Schlaf
  durch stickige erhitzte Räume, feuchte Wärme

> durch Aufstoßen/ Blähungsabgang, O^2-Zufuhr (offene Fenster, Zufächeln!), zugedeckt bis zum Hals
- Verlangen nach Salz, süß, Kaffee und unbekömmlichen schweren Speisen (Fleisch, Fett, Grillwurst)

Unverträglichkeit: von Salz, Fett, Alkohol, Milch und Butter (alles, was viel Verdauungsleistung benötigt!)

Anwendung:

Akut für Ohnmacht- und Kollapszustände mit Schwäche und kalten Schweißen (nach Veratr. alb, Ars oder Stannum)

Für Krisenzustände mit Vitalitätsmangel!
Deutliche Schwerpunkte für die „Morgen"-(Neugeborene) und „Abenddämmerung" (alte Leute) des menschlichen Lebens.

Gynäkologie:

- Schwäche und Erschlaffung allgemein und „lokal" (Uterussenkung, venöse Stauung im Unterkörper) nach Menses und nach Entbindung.
- uterine Dauerblutungen (schwarz, passiv, reichlich, infolge Uterusatonie)
- Menses: zu früh/ zu reichlich/ zu lang und fast bis zur nächsten Menses andauernd
- Fluor: wundmachend, nur morgens nach dem Aufstehen.

Schwangerschaft:

- habitueller Abort (durch Uterusträgheit)
- Krampfadern der Beine und des äußeren Genitales
- Verlangen nach Schwerverdaulichem, obwohl es nicht bekommt
- Völlegefühl mit Sodbrennen, Flatulenz und Atemstörungen/ Atemnot (bei Frauen, die dies vorher nie kannten!) (wenn Puls. nicht hilft!)

Wochenbett:

- verbliebene Plazentareste mit schwarzer, dünner Dauerblutung (dabei: matt, abgespannt, übelriechende Blähungen)
- Malinvolutio, „braune" Lochien
- Sepsis / septisches Fieber
- Folge von Narkosen (Gas!)

Stillen:

- Erschöpft vom Stillen
- Herzschmerzen bei stillenden Frauen (mit Magen-/Verdauungsstörungen, Gasansammlungen)

- Folgen von Unterdrückung der Milchsekretion (z. B. durch Abkühlung bei Frischluftverlangen und Schweißneigung)
- Haarausfall in Strähnen

Neugeborenes:

- Praefinalstatus (erstickt, Sepsis/ Intoxikation) ohne Reaktion auf Stimulation oder Wärmezufuhr, blaß, kalt, livide, leblos, schwache Herzaktion, Trommelbauch!
- nach Versagen oder Auswirken von Arsen, wenn die physische Schwäche, Teilnahmslosigkeit und Atemdepression deutlich werden, wenn O^2-Zufuhr (Beatmung) stattfindet.

Säugling:

- Blähungskoliken (nach jedem Stillen, Unruhe bis zum Aufstoßen oder Blähungsabgang, großer praller Bauch, Unruhe, sobald niedergelegt, blaß, stinkende Gase und Stühle, Aufschrecken aus Schlaf, kalte Füße/ Beine bis zu den Knien).

Das größere Kind:

- Keuchhusten (würgend aus Schlaf!)
- jede Erkältung führt über Niesen/Schnupfen/Heiserkeit zu Rasselbronchitis und „feuchtem" Asthma (nachts, < hinlegen!)
- Enuresis (zu faul zum Aufstehen!)

Hinweis:

- Carbo veg.-Kinder sind deutlich physisch gestört. Emotional eher empfindungslos, geistig eher teilnahmslos, Ängste gibt es kaum (von Arsen durch die Todesangst unterscheidbar!), allenfalls Ängste vor der Unheimlichkeit des Dunklen/Schwarzen („vor Dämmerung, Dunkelheit oder Geistern").

Literaturverzeichnis Teil IV – Ergänzungen –
(siehe auch Literatur Teile I-III)

Kent, J. T., Vorlesungen über Hahnemanns Organon,
Verlag Grundlagen und Praxis,
2. Auflage, 1981, Leer.

Ortega, P. S., Anmerkungen zu den Miasmen oder chronischen Krankheiten im Sinne Hahnemanns, Haug-Verlag, 2. Auflage, 1984, Heidelberg